PLANCHES EN COULEUR

Texte détérioré — reliure défectueuse

NF Z 43-120-11

VALABLE POUR TOUT OU PARTIE DU DOCUMENT REPRODUIT

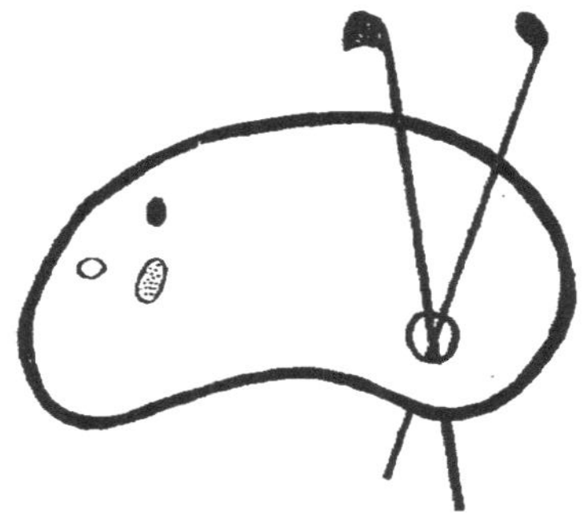

DEBUT D'UNE SERIE DE DOCUMENTS EN COULEUR

1907

La MÉDECINE du PAUVRE

Et toutes les recettes utiles pour se soigner
et se guérir par les plantes
avec planches en couleurs

PRIX : 2 fr.

PAR LE PROFESSEUR J. A. RÉAUX

Suivi d'un guide de médecine vétérinaire

TIRAGE : 900.000 par an.

VENTE ET | *82, rue Duhesme, Paris.*
25, rue Saint Isaure, Paris.

LETTRES DE REMERCIEMENTS

Neufchâtel-en-Braye (Seine-Inférieure), 27 *juillet* 1906.

Monsieur le professeur J.-A. Réaux.

Rue Duhesme, 82, Paris.

Voulez-vous m'envoyer par la poste treize paquets de quinquina à 30 centimes le paquet. Je vous envoie en même temps le montant en timbres-poste, j'en ai déjà fait usage et je suis étonné des résultats obtenus.

Agréez, etc., etc., etc.

Charles HUGET,
rue des Tanneurs, 27.

Cherbourg, 2 *octobre* 1906.

Monsieur le Professeur J.-A. Réaux,

Faites-moi parvenir 2 kilog de votre miel Résineux, contre les bronchites, etc. Je vous en suis très reconnaissant, car je souffrais tellement de l'asthme que j'étais désolé, et grâce à votre produit, je suis totalement soulagé, donc mille fois merci. Ci-joint 8 francs pour les 2 kilog. en gare à Cherbourg, etc., etc.

L. COMBAULT, Professeur pédicure
de la Faculté de Bordeaux.

Harfleur, 17 *juin* 1906.

Monsieur J.-A. Réaux, 82, rue Duhesme, à Paris.

Envoyez-moi 10 paquets de plantes pour faire du quinquina dépuratif et fortifiant à 30 centimes le paquet, dose pour 1 litre. Je suis très satisfait des résultats, et plusieurs personnes en ayant essayé sont surprises des résultats obtenus et me chargent de leur en faire venir.

Recevez, Monsieur Réaux... etc...

B NAUDERSI, mécanicien
71, *rue de la République*.

Paris, 27 *juillet* 1906.

Monsieur Dupont, pharmacien, 82, rue Duhes

Voulez-vous m'envoyer une livre de l'excellent miel de ges, préparé au sapin eucalyptus, menthol du professeur R. cela me fait un bien énorme pour ma toux.

Recevez, Monsieur etc...

N. SARTY
17, *rue Duvivier, Paris*.

Saint-Ouen (Seine), le 4 août 1906.

Monsieur J.-A. Réaux, 82, rue Duhesme, Paris.

Je vous remercie du bon de consultation que vous m'avez fait envoyer. Ma fille a répondu au questionnaire ; et le traitement que vous lui avez fait parvenir, lui réussit bien ; jamais nous n'avons été aussi heureux, et je tiens à vous remercier ainsi que le docteur qui lui a donné le traitement à suivre.

Agréez, etc.

M. GALAU, charron forgeron
24, *rue Pierre, à St-Ouen (Seine).*

Levallois-Perret. (Seine) 20, juillet 1906

Monsieur Dupont, pharmacien 82, rue Duhesme Paris.

Je vous prie de bien vouloir m'envoyer encore 4 paquets du quinquina du professeur J. A. Réaux, je m'en suis déjà servi et j'en suis très content. Recevez etc...

ROBERT, coiffeur
17, *rue Marjolin Levallois Perret (Seine), 20 juillet* 1906.

Paris le 15 août 1906

Monsieur J.-A. Réaux, 82, rue Duhesme, Paris.

Je ne saurais trop vous remercier des résultats miraculeux que j'ai obtenus ainsi que toute ma famille de votre préparation de quinquina ; moi qui étais depuis plus de 6 ans sans appétit maintenant je vais admirablement bien, cela m'a bien remis, donc je ne saurais comment vous remercier de m'avoir rendu un si grand service. Agréez, Monsieur, etc...

M. LABORIE, vins en gros
8, *rue d'Orsel, Paris.*

P. S. Faites-moi envoyer 200 paquets à 30 centimes, j'en prépare pour mes clients et tous continuent, ils sont même étonnés.

LABORIE.

Paris, le 17 août 1906

Monsieur Dupont Pharmacien, rue Duhesme 82, Paris.

Ayant suivi les conseils indiqués dans le livre *La Médecine du Pauvre* du professeur J.-A. Réaux, et ayant obtenu des guérisons merveilleuses ; je vous prierai de bien vouloir me faire parvenir 100 exemplaires de ce livre à 1 franc le volume. Je compte sur vous, et vous prie de joindre à cet envoi 50 paquets de quinquina J.-A. Réaux à 30 centimes ; j'en prends depuis quelque temps, et m'en trouvant bien, forcément je continue et l'indique même à mes amis, car réellement c'est étonnant surtout pour les personnes anémiques.

Recevez, cher Monsieur, etc., etc.

GRAS Félix, représ. de commerce
49, *rue Polonceau, Paris.*

Nous recevons tous les jours des centaines de lettres de remerciements.

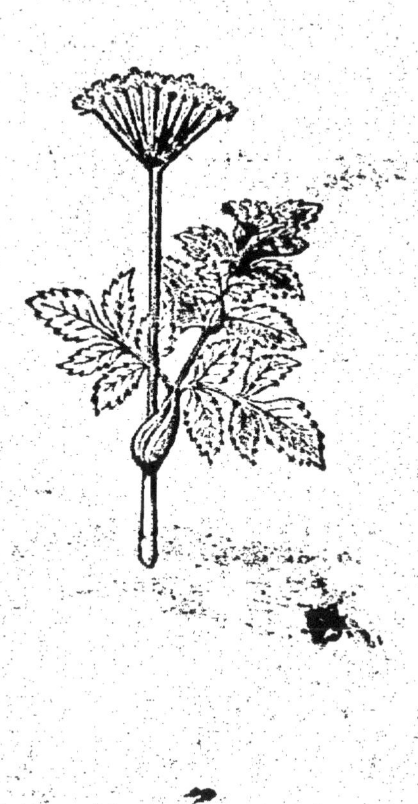

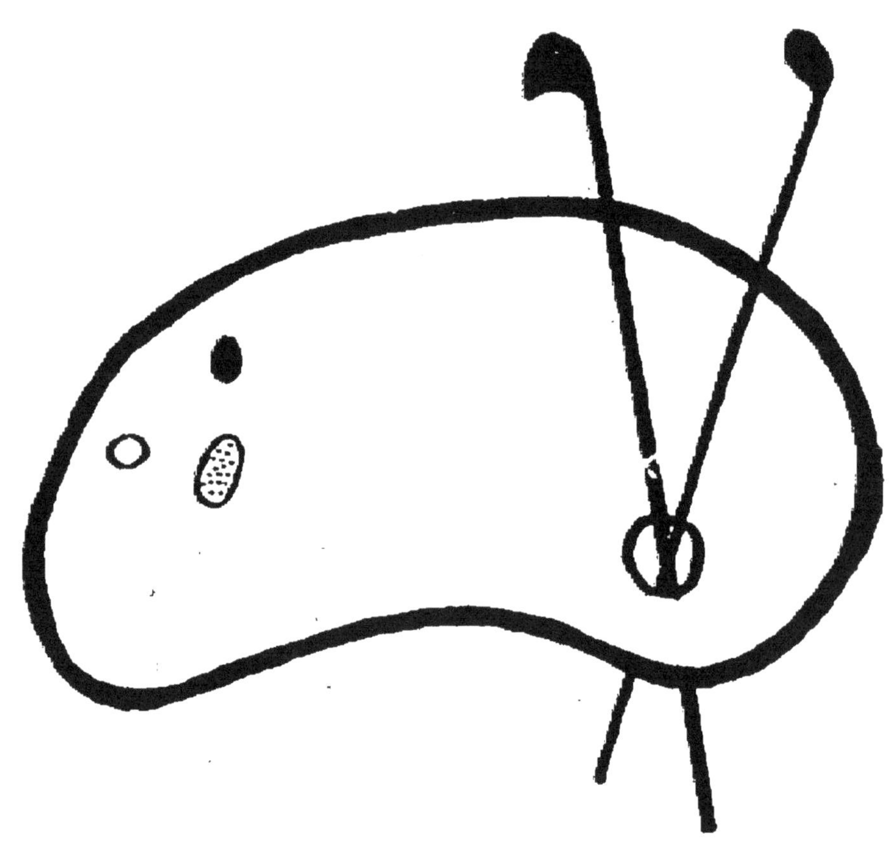

FIN D'UNE SERIE DE DOCUMENTS
EN COULEUR

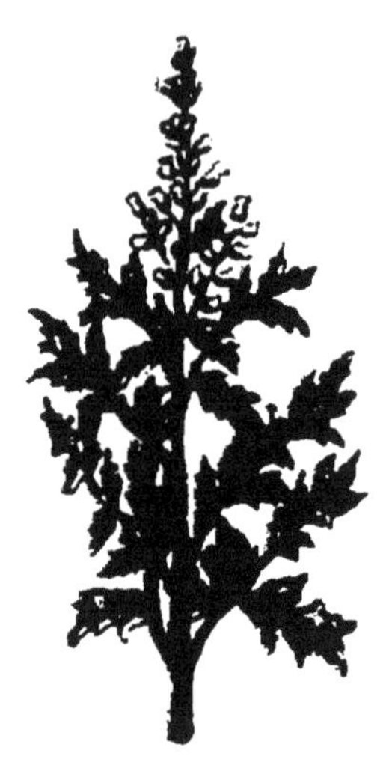

ARMOISE

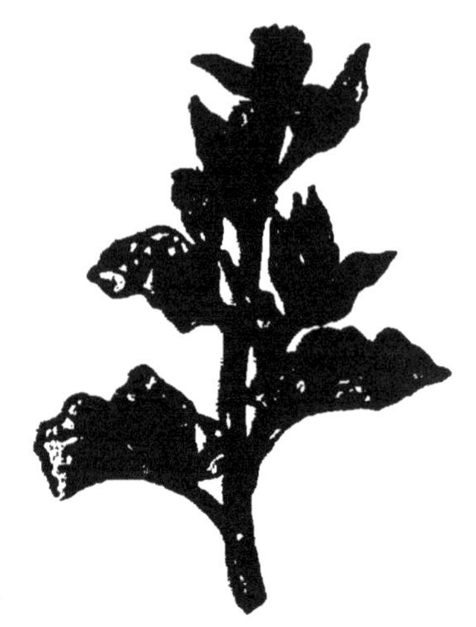

BARDANE COMMUNE

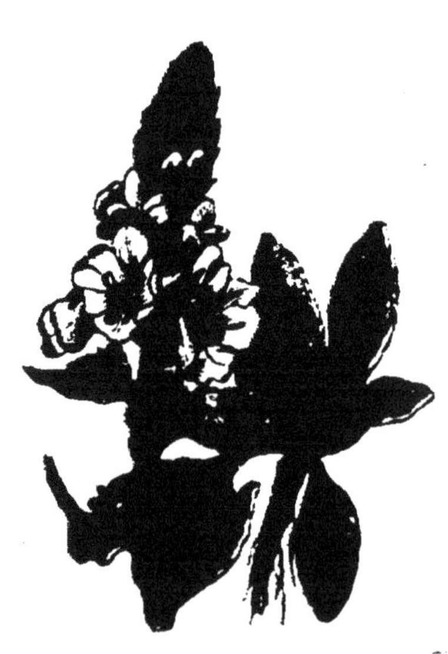

BOUILLON BLANC

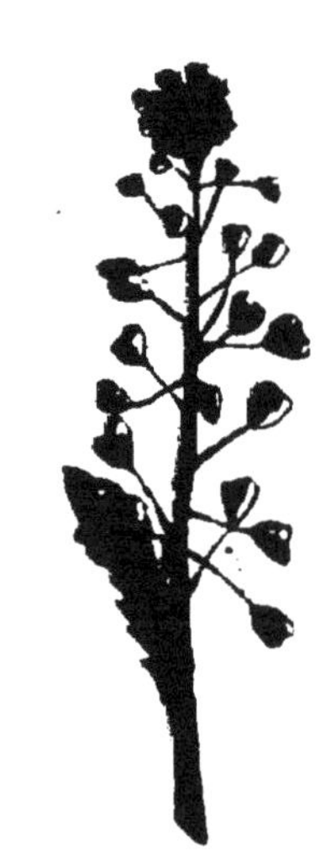

BOURSE A PASTEUR

LA MÉDECINE DU PAUVRE

Professeur J. A. RÉAUX

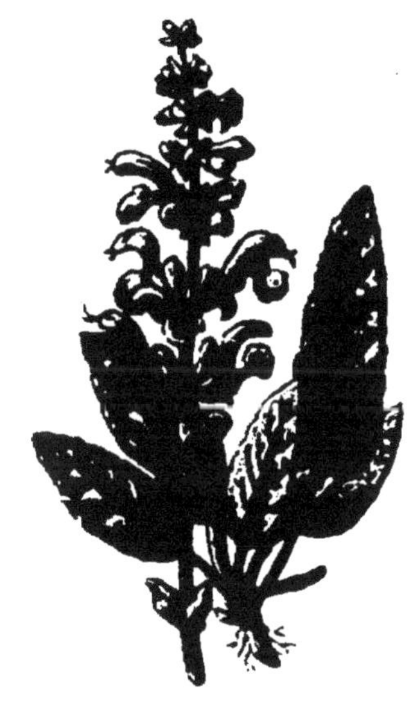

SAUGE DES PRÉS

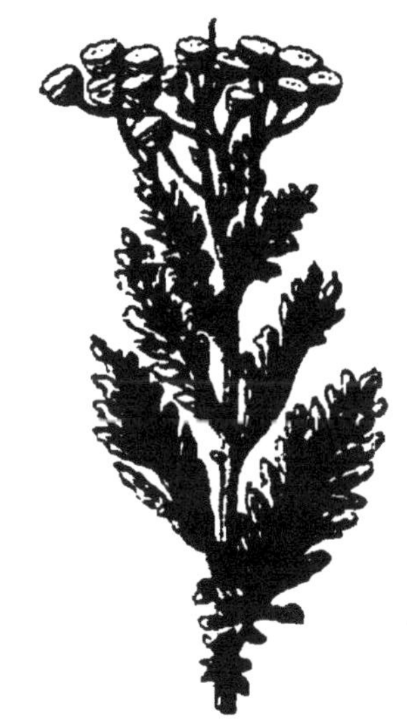

TANAISIE

CHAMPIGNONS

COMESTIBLE (Bon)

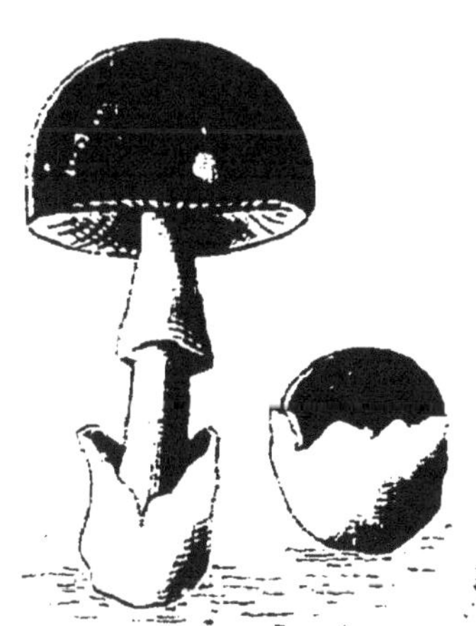

AMANITE ORONGE VRAIE

VÉNÉNEUX (à détruire)

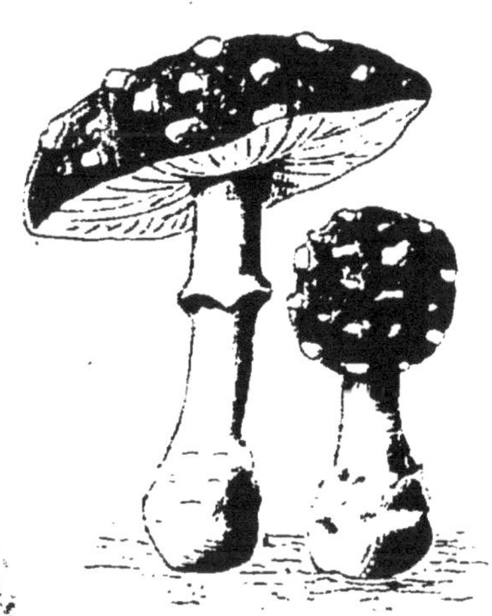

AMANITE FAUSSE ORONGE

LA MÉDECINE DU PAUVRE

Professeur J. A. RÉAUX

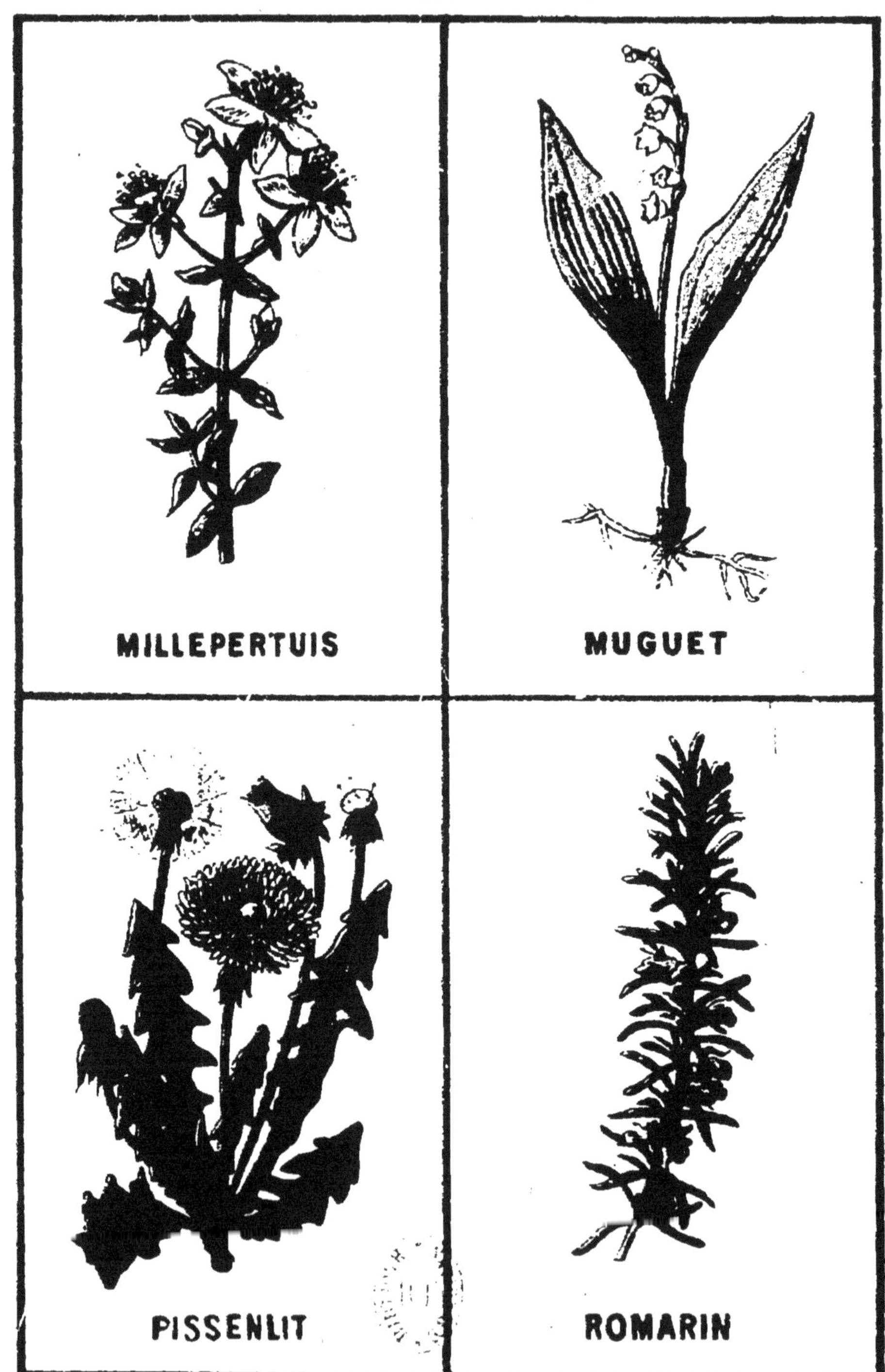

LA MÉDECINE DU PAUVRE

Professeur J. A. RÉAUX

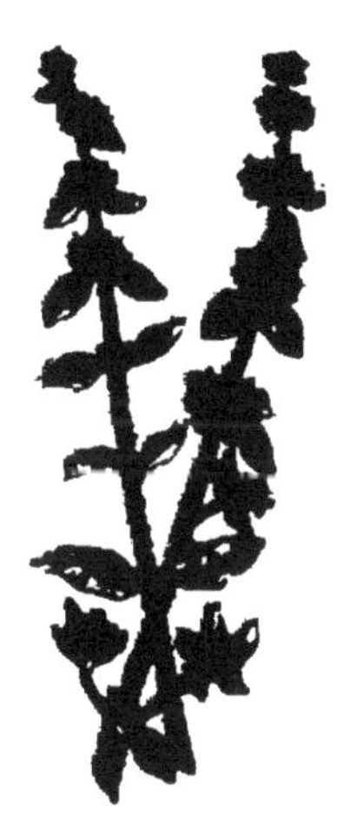

MARRUBE

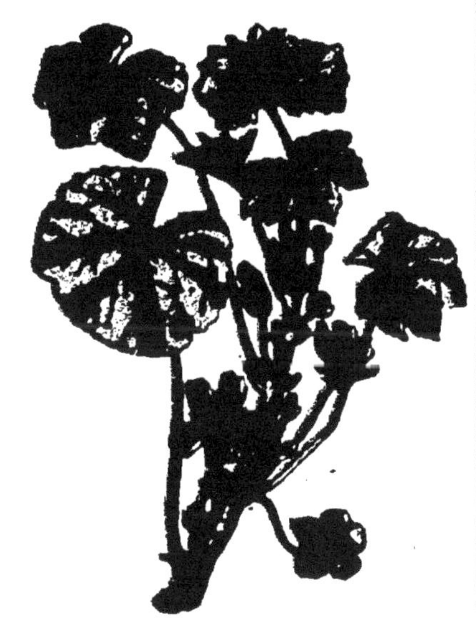

MAUVE

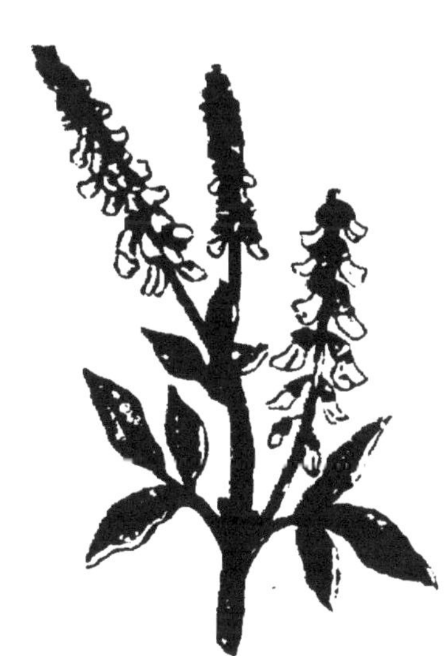

MÉLILOT DES CHAMPS

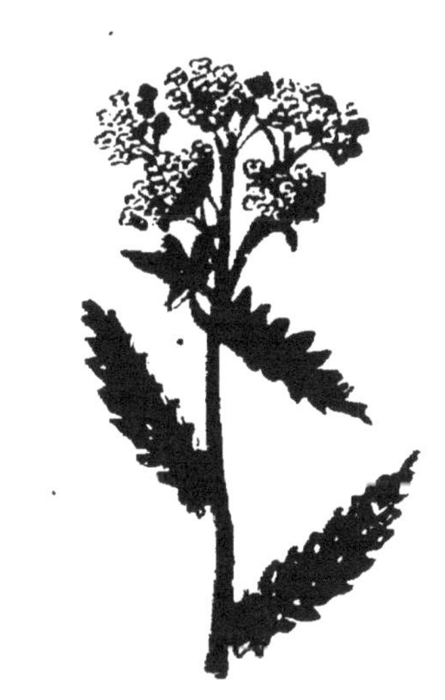

MILLEFEUILLES

LA MÉDECINE DU PAUVRE

Professeur J. A. RÉAUX

1907

NOUVELLE ÉDITION
Complètement revue et corrigée

DE LA

MÉDECINE DU PAUVRE

ŒUVRE HUMANITAIRE

contenant 2000 recettes utiles et l'art de guérir par les plantes

PAR

le Professeur J. A. RÉAUX
Médaillé et diplômé de différents concours
MEMBRE DE SOCIÉTÉS SAVANTES ET PHILANTHROPIQUES

Avec la collaboration
de Mr le Docteur F. LORAIN
de la Faculté de médecine de Paris

et de Mr G. DUPONT
Pharmacien de l'École supérieure de Paris
Ex-préparateur de Micrographie
Prix Lieutaud
MEMBRE DE LA SOCIÉTÉ MYCOLOGIQUE
MEMBRE DU CONSEIL D'HYGIÈNE

Prix : 2 fr.

Tirage 900000 par an

EN VENTE : *25, rue Sainte-Isaure, Paris.*
Et chez M. DUPONT, pharmacien
82, rue Duhesme, Paris.

A NOS LECTRICES ET LECTEURS

Très rares sont les ouvrages traitant des maladies écrits avec des expressions assez simples, assez compréhensibles, pour être mis à la portée de tous.

C'est pourquoi il m'a paru indispensable de réunir dans un volume, pour les divulguer au public, quelques vérités scientifiques dont tout le monde saura tirer profit, puisqu'il ne s'agira que de traitements par les simples, c'est à dire par les médicaments naturels, ceux que la Nature prévoyante a mis à notre disposition et sans contredit les meilleurs.

Cette brochure, par ses conseils pratiques, vous apportera à tous, lectrices et lecteurs, tout d'abord l'espérance et la confiance, premières conditions pour amener promptement la parfaite guérison.

Les remèdes qu'elle vous indique sont à la portée de tous ; plus de consultations, plus de réclames onéreuses à payer, vous serez vous-mêmes votre médecin, et les plus malheureux de la classe ouvrière, ceux justement chez qui la maladie fait le plus de ravages, pourront aussi bien que les riches se soigner et se guérir puisqu'elle est avant tout une œuvre humanitaire, c'est à dire mise à la portée de toutes les bourses même les plus petites.

Je ne m'étendrai donc pas à chercher à vous expliquer la cause de telle ou telle maladie, à vous faire un diagnostic avec des expressions savantes qui n'auraient pour but que de vous effrayer, de vous embrouiller; nous avons des diplômes universitaires, nous pourrions donc le faire tout aussi savamment que d'autres. Non, j'irai droit au but et m'efforcerai à vous faire comprendre par des expressions simples, claires, le moyen de vous guérir et de vous préserver des maladies toujours croissantes, des épidémies toujours nouvelles qui déciment comme un fléau le genre humain.

La science a accompli de bien grands progrès (ceci ne fait nul doute), mais combien plus grands encore sont les progrès de la réclame, cette réclame formidable qui remplit nos journaux, tapisse nos murs, et dont le seul but est d'enrichir une agence médico-pharmaceutique au détriment de la bourse des badauds, quand ce n'est pas à celui de leur santé.

Ces paroles vont déchaîner contre moi les injures de ces gros potentats du mercantilisme, dont l'intelligence jalouse ne veut admettre aucune rivalité, aucune concurrence, mais peu m'importe ! Je suis libre, indépendant, hygiéniste et surtout et avant tout l'ami du peuple. Nul ne pourra donc m'empêcher de dire ma façon de penser puisqu'il ne s'agira avant tout que du bien de tous.

Les Drogues naturelles, c'est-à-dire celles que la

nature nous présente, sont la base de tous nos grands remèdes. C'est dans les plantes qu'on va puiser leurs principes actifs, aussi me suis-je attaché spécialement à leur étude, suivant en cela l'exemple de nos grands maîtres, les Raspail, les Pasteur, les Chomel, etc.

C'est en suivant leur méthode, en m'inspirant de leurs découvertes, que j'ai écrit cette brochure pour arriver à conclure comme eux que chaque maladie a son remède et que c'est au malade lui-même qu'il appartient de choisir le médicament qui convient le mieux à son tempérament.

Il est un préjugé qu'il serait temps de détruire : un médicament agit, dit-on, d'autant mieux qu'il est plus cher !... Grave erreur, grande illusion.

Plus un médicament est cher, plus il rapporte à son fabricant, mais c'est tout. Tous les remèdes, avons-nous dit, sont tirés des plantes ; eh bien ! pourquoi n'emploierait-on pas les plantes elles-mêmes ? Pourquoi ne pas supprimer ces noms baroques dont la science les a affublées pour égarer le vulgaire.

Tel est le but de cette brochure ; vous apprendre à vous méfier de toutes ces attrapes qui ne servent qu'à vider votre porte-monnaie et vous dire dans un style très simple ce que vous devez employer pour vous guérir.

Nos ancêtres des temps éloignés ne connaissaient pas la chimie, n'avaient pas de pharmaciens et cela ne les empêchait pas de se soigner et même de se guérir avec les simples; je dirai plus, ils vivaient plus longtemps, étaient plus robustes que notre génération actuelle, et ne connaissaient pas nos grandes épidémies.

Eh bien ! imitons-les, allons puiser nous-mêmes le principe des plantes et nous nous porterons mieux.

Telle est l'œuvre humanitaire que je me suis proposé de vous enseigner en simple vulgarisateur des bienfaits de la nature.

Étudiez mes préceptes, suivez-les, approfondissez-les, vous y découvrirez un trésor pour la famille...

Ce trésor je l'appellerai... la Santé.

Professeur J. A. RÉAUX.

DIVISION DE L'OUVRAGE

CHAPITRE Ier

Classement des plantes d'après leurs propriétés. — Récolte des plantes. — Quelques préparations usuelles.

CHAPITRE II

Étude détaillée de chaque plante.
Voir les planches en couleur

CHAPITRE III

Les principales maladies, notre traitement, spécial, leur guérison.

CHAPITRE IV

Conseils aux mères de famille. Hygiène de l'enfance.

CHAPITRE V

Recettes vétérinaires.

CHAPITRE VI

Quelques bonnes recettes et formules nouvelles.

CHAPITRE VII

Avis très important. — Nos bons de consultations. Notre laboratoire d'analyses.

CHAPITRE PREMIER

CLASSEMENT DES PLANTES

D'APRÈS LEURS PROPRIÉTÉS

Avant de passer en revue toutes les plantes séparément en étudiant leurs vertus, leurs principes actifs, leur mode d'emploi, etc., je crois utile pour simplifier les recherches de les classer en un tableau basé sur leurs propriétés médicinales.

Nous aurons donc :

1° Les **Toniques** (*pour relever les forces*).

Absinthe, angélique, centaurée, coca, douce-amère, fumeterre, genèvrier, gentiane, houblon, kola, lierre terrestre, marrube, mélisse, mille-feuilles, molène, persil, quassia, quinquina, sauge.

2° Les **Vermifuges** (*pour détruire les vers intestinaux*).

Absinthe, ail, courge, fougère mâle, fraisier, grenadier, mousse de Corse, noyer, rhubarbe, semen-contra, tanaisie.

3° Les **Diurétiques** (*pour augmenter la secrétion de l'urine et l'éclaircir*).

Asperge (racines), bourrache, canne de Provence, carotte, céleri, cerises (queues), chicorée sauvage, chiendent, colchique, cresson, fenouil, fraisier, frêne, genévrier, maïs, marrube, oignon, oseille, orge, pariétaire, pensée sauvage, raifort, réglisse, reine des prés, salsepareille.

4° Les **Laxatifs** et **purgatifs** (*pour entretenir le corps libre et chasser la bile*).

Aloès, amande (huile), bluet, chélidoine, genêt, jalap, laitue, mercuriale, moutarde, nerprun, olive (huile), oseille, patience, pêcher, pensée sauvage, pruneaux, rhubarbe, ricin (graine), riz, scammonée, sené, sureau (fleurs), vigne.

5 Les **Vomitifs** (*pour faire vomir*).

Arnica, ipéca, muguet, violette (racine).

6° Les **Dépuratifs** (*pour dépurer le sang*).

Bardane, cochléaria, cresson, douce-amère, fraisier, frêne, fumeterre, navet, pariétaire, patience, pensée sauvage, pissenlit, raifort, salsepareille, saponaire, vigne rouge.

7° Les **Pectoraux** ou **béchiques** (*pour calmer la toux et faire expectorer*).

Ache des marais, aconit, aigremoine, capillaire, coquelicot (fleurs), guimauve (racine), hysope, lichen, lierre terrestre, mauve, molène, navet, pied-de-chat, pin (bourgeons), pulmonaire, réglisse, ronce, sapin (bourgeons), thym, tilleul, tussilage, vélar, véronique, violette (fleurs), vigne (raisin sec).

8° Les **Vulnéraires** (*pour ramener la circulation du sang à la suite de secousses violentes*).

Arnica, lis blanc, mille-feuilles, mille-pertuis, peuplier, pervenche, prêle, romarin, sauge, scolopendre, thym, vigne rouge.

9° Les **Antiseptiques** (*pour laver et panser les plaies*).

Aigremoine, arnica, bluet, cerfeuil, chêne (écorce), cochléaria, joubarbe, lavande, lycopode, mélilot, menthe, noyer (feuilles), oignon, plantain, roses de Provins, sauge, staphisaigre.

10° Les **Aromatiques** et **digestifs** (*pour exciter la digestion et tonifier les muqueuses*).

Angélique, anis étoilé ou badiane, anthémis des champs, camomille, cannelle, hysope, laurier cerise, mélisse, menthe, noyer, origan, serpolet, thym.

11° Les **Emollients** (*pour adoucir et calmer les inflammations*).

Bouillon blanc, figues (cuites), guimauve, lin (graine), mauve, mercuriale, molène, morelle, olivier, orge, pariétaire, peuplier, pomme de terre (fécule), pommier, riz, verveine.

12° Les **Sudorifiques** (*pour faire transpirer*).

Bourrache, bouillon blanc, cannelle, gaïac, jaborandi, marrube, peuplier, salsepareille, sassafras, sureau, violette (fleurs).

13° Les **Emménagogues** (*pour ramener les règles, les régulariser et les rendre moins douloureuses*).

Absinthe, ache des marais, armoise, bourse à pasteur, fenouil, lamier (ortie blanche), laurier-cerise, mille-feuilles, rue, sabine, safran, seigle ergoté, vigne rouge.

14° Les **Amers** ou **stocmahiques** (*pour exciter l'appétit et faciliter la digestion*).

Cassis, centaurée, colombo, genévrier, gentiane, houblon, orange, poivre, quassia, quinquina.

15° Les **Fébrifuges** (*pour calmer la fièvre*).

Absinthe, centaurée, coca, eucalyptus, frêne, gentiane, peuplier, quinquina, sauge, saule, seneçon.

16° Les **Narcotiques** (*pour procurer le sommeil*).

Belladone, bryone, champignons, ciguë, datura (stramoine), digitale, jusquiame, morelle, pavot, tabac (nicotine).

Avis. — **Toutes ces plantes sont des poisons plus ou moins violents. On ne doit par suite en faire usage qu'avec beaucoup de précautions.**

Récolte des plantes

Suivant l'époque où se fait la récolte des plantes et suivant le mode d'opérer cette récolte et les parties employées, les principes actifs sont plus ou moins abondants.

Nous allons donner à ce sujet quelques conseils qu'une vieille pratique expérimentale nous a enseignés.

Les **feuilles** doivent toujours être cueillies au printemps, après leur parfait développement. Il faut opérer de préférence par un temps sec, et, si on veut obtenir une longue conservation, leur dessication doit-être opérée à l'ombre.

Les **fleurs** doivent être récoltées avant leur entier épanouissement, c'est à dire lorsque leur calice est encore bien chargé du pollen de ses étamines : cela leur donne plus d'action.

Cependant les roses de Provines et les violettes demandent, par exception, à être récoltées tandis qu'elles sont encore en boutons.

Les **bois**, **tiges** et toutes les **écorces**, en général, doivent être récoltés après la chute des feuilles, mais avant le développement des bourgeons. A cette époque, par suite de l'arrêt de la végétation, ils sont chargés de toute leur sève.

Les **racines** enfin s'arrachent à l'automne.

Pour conserver plus facilement celles qui contiennent beaucoup de liquide, on les coupe en rondelles que l'on met sécher sur des claies à l'ombre.

Pour éviter des redites dans le courant de notre classification, nous allons donner de suite la définition de quelques termes.

Quelques préparations usuelles

Cataplasmes. On donne ce nom à des farines ou autres substances auxquelles on ajoute un liquide pour obtenir une bouillie plus ou moins épaisse. Tous doivent s'employer chauds à une température telle que l'on puisse les supporter sur la main sans se brûler.

On doit mettre la matière employée entre deux linges fins pour ne pas salir la peau.

Le cataplasme ne doit être ni trop gros, ni trop lourd et en rapport avec la partie malade. De plus, quand on doit le renouveler, on doit préparer le nouveau avant d'enlever l'ancien pour que la peau n'ait pas le temps de se refroidir.

Décoction. La décoction est une tisane pour laquelle on fait bouillir les produits. On met ces derniers dans l'eau froide que l'on fait ensuite bouillir quelques minutes. Les bois, les graines s'emploient ordinairement en décoction.

Fumigations. On appelle ainsi la réduction en vapeurs de la décoction d'une substance pour agir sur une partie malade.

On donne aussi ce nom à la fumée obtenue en brûlant certaines plantes aromatiques.

Infusion. L'infusion s'obtient en jetant de l'eau bouillante sur les plantes mises dans un récipient ; quand le liquide est tiède, on le passe et on le boit.

Lotions. On donne ce nom à des lavages que l'on pratique sur la partie du corps malade.

Macération. La macération se fait en laissant séjourner dans un liquide, à la température ordinaire, les plantes ou substances diverses. Le temps nécessaire pour faire une macération est de dix heures au moins et peut atteindre parfois plus de huit jours.

Tisane (voir Décoction et Infusion).

CHAPITRE II

ÉTUDE DÉTAILLÉE

DE CHAQUE PLANTE

Absinthe (*herbe sainte, herbe aux vers, alvine, etc.*)

Se rencontre dans les lieux pierreux, incultes. C'est une plante très aromatique qui s'emploie à la dose de 5 grammes par litre d'eau après une macération de six jours. En prendre un verre à liqueur avant le repas pour relever les forces. Pour couper la fièvre, en faire une infusion de 3 grammes pour une tasse.

Pour l'employer comme vermifuge contre les vers ronds faire bouillir une poignée d'absinthe et quatre gousses d'ail dans un quart de litre de lait et l'appliquer en cataplasme sur le ventre. Voir *Paquets vermifuges.*

Ache des marais.

Pour exciter les règles, boire le suc de 20 grammes de feuilles. — En cas d'insuccès, nous demander nos *Pilules spéciales emménagogues.*

Contre les catarrhes, faire une décoction de 20 grammes de feuilles fraîches dans du lait nouvellement trait et boire tiède et sucré. — Pour les toux rebelles demander notre *Sirop béchique pectoral.*

Aconit (*napel, capuchon, tue-loup, pistolet, etc.*).

Plante des montagnes, poison des plus violents qui ne doit être employé que suivant ordonnance du médecin dans les cas de bronchite.

C'est à tort que cette plante est cultivée dans les jardins pour ses fleurs, car les accidents qu'elle cause sont très nombreux chez les enfants.

Aigremoine (*herbe de Saint-Guillaume, thé des bois, sorbelette, etc.*)

Elle croît sur les bords des chemins, dans les prairies et les lieux incultes.

S'emploie contre les vieux rhumes, les affections chroniques des poumons ; la prendre en infusion le soir en se couchant, à la dose de 5 grammes pour une tasse. — En cas d'insuccès, demander nos *Capsules antipneumoniques*.

L'aigremoine employée en gargarisme avec du miel guérit les ulcères de la bouche et du gosier.

Cette plante est à recommander aux asthmatiques.

Ail.

Cette plante, cultivée dans les jardins, facilite la digestion et sert à expulser les gaz.

C'est un bon vermifuge.

On doit en interdire l'usage aux nourrices, car il altère leur lait et occasionne des coliques aux nourrissons.

L'emplâtre d'ail cuit, appliqué en cataplasme sur le ventre des enfants, calme les coliques occasionnées par les vers. Cet emplâtre sert aussi à détruire les cors aux pieds. Voir *Topiques*.

Airelle (*moret, maceret, mourlie, aradech, myrtille, etc.*).

Croît dans les terrains secs et arides, les bois, les bruyères. S'emploie pour colorer les vins. On en fait des confitures et un sirop d'un usage fréquent contre les diarrhées chroniques et les coliques.

Ses fruits arrivés à maturité sont d'une saveur douce et acidulée agréable, pris frais en grande quantité ils donnent des résultats merveilleux dans le cas de diarrhée et de dyssenterie.

Aloès.

Plante originaire d'Afrique, croît dans le midi de la France.

S'emploie comme purgatif mais doit être prise à très faible dose, car elle donne des coliques et prédispose aux hémorroïdes. On doit donc de préférence éviter de s'en servir. Voir *Purgatif*.

Amande.

On extrait des amandes, l'huile d'amandes douces qui est un excellent laxatif pour les enfants. Pilées avec du sucre, elles s'émulsionnent et donnent le Looch blanc qui réussit bien contre la toux.

Angélique (*racine du Saint-Esprit, etc.*)

Cultivée dans les jardins, sa tige verte est employée par les confiseurs ; ses graines et ses racines sont la base de la chartreuse et des liqueurs similaires.

Une bonne tasse d'angélique prise après le repas facilite la digestion et fait disparaître les langueurs d'estomac. — Pour les cas graves de gastralgie, dyspepsie. voir plus loin *Poudre digestive*.

Pour liqueur d'angélique, voir aux recettes diverses, Chartreuse.

Anis vert (*boucage, pimpernelle, anis cultivé, etc.*)

Plante cultivée dans les jardins. On l'emploie avec

succès en infusion contre les coliques venteuses. L'infusion d'anis à la dose de 5 grammes par litre d'eau se recommande pour augmenter le lait des nourrices. L'anis infusé dans du lait calme les coliques des enfants. Voir *Poudre digestive.*

Anis étoilé (*badiane*).

Jouit des mêmes propriétés que l'anis vert.

Anthémis des champs. V. *Camomille des champs*

Argentine potentille (*bec d'oie, herbe aux oies, etc.*)

La racine est excellente pour raffermir les gencives, il suffit d'en mâcher un morceau de temps en temps.

Armoise (*herbe de Saint-Jean, herbe à cent goûts, etc.*)

Croit d'une façon très commune le long des chemins, dans les friches, les terrains incultes. Elle se récolte au mois d'août.

S'emploie pour calmer les nerfs, les convulsions, en infusion de 15 grammes par litre d'eau.

S'emploie aussi pour ramener les règles en infusion de 25 grammes de sommets fleuris par litre d'eau, à boire dans la journée. — Voir l'article ache des marais.

Arnica (*tabac des Vosges, anique, bétoine, etc.*).

Plante très commune dans les montagnes.

La racine, la tige, les fleurs s'emploient. Ce sont surtout les fleurs qui servent à fabriquer l'alcoolature d'arnica, très employée contre les blessures. Une infusion d'arnica appliquée sur le cuir chevelu détruit les poux.

L'infusion des fleurs (2 à 3 grammes par litre) s'emploie aussi à l'intérieur comme stimulant et vulnéraire mais on doit agir avec prudence.

Asperge.

L'asperge est connue partout, son action est diurétique ; elle donne à l'urine une odeur particulière. Elle entre dans la composition du sirop des cinq racines. La racine s'emploie en décoction à la dose de 30 grammes par litre pour provoquer l'émission de l'urine. — Pour les personnes qui auraient de la peine à uriner demander notre *Poudre diurétique* spéciale.

L'asperge est ordonnée aussi dans les maladies du cœur, l'engorgement de la rate, les douleurs de reins, la jaunisse, etc. ; dans ces cas, écraser les asperges et en boire le jus à raison de 50 grammes par jour.

Bardane (glouteron, herbe aux teigneux, tignons, etc.)

Plante commune poussant le long des chemins, dont les fleurs s'accrochent facilement aux vêtements.

Cette plante est essentielle pour les parents dont les enfants ont la rougeole. Dans ce cas faire bouillir cinq minutes 30 grammes de racine de bardane dans un 1/2 litre d'eau et donner une cuillerée à café toutes les cinq minutes. En tenant l'enfant au chaud et à l'abri des courants d'air, l'éruption sera complète en 2 heures et la guérison assurée en trois jours.

Cette tisane s'emploie aussi contre la pierre et la gravelle.

Artichaut.

L'artichaut est riche en tannin et par suite tonique. Ses feuilles font passer le lait des nourrices.

Avoine.

La farine d'avoine est d'une digestion facile, jamais elle n'embarrasse l'estomac. Aussi doit-on l'employer pour faire des bouillies pour les enfants et pour les personnes affaiblies par l'âge ou les maladies. Voir *Farine lactée phosphatée.*

Belladone (*herbe empoisonnée, belle-dame, bouton-noir, etc.*).

Ne jamais se servir de cette plante très dangereuse. C'est de la belladone que l'on tire l'atropine, employée en médecine comme calmant par doses excessivement petites. Voir *Aconit.*

Bluet ou bleuet (*aubéfoin, casse-lunettes*).

Plante très commune dans les blés.

L'eau distillée de bluet est très estimée pour combattre l'ophtalmie (maladie des yeux).

Les graines sont purgatives ; 2 grammes dans un peu de miel purgent une grande personne.

Elles s'emploient aussi contre la jaunisse, mais à raison de 4 grammes.

Bouillon blanc (*molène, cierge Notre-Dame, herbe de Saint-Fiacre, etc.*)

Grande plante poussant dans les lieux incultes, sur les bords des chemins.

L'infusion des fleurs à la dose de 20 à 30 grammes par litre d'eau est très employée contre l'inflammation des intestins et des reins ; elle rend l'urine claire et abondante.

Les feuilles cuites dans du lait calment les hémorroïdes, en prendre trois verres par jour à jeun. Voir plus loin *Hémovarine*.

La récolte des fleurs doit se faire par un temps très sec et très chaud, leur dessiccation doit être rapide et on doit les tenir dans des bocaux bien bouchés, à l'abri de la lumière.

Elles entrent dans la composition des quatre fleurs.

Bourrache (*boursette, bourse à berger, etc.*)

Plante s'employant avec succès dans les refroidissements, les sueurs rentrées. Faire une infusion de 50 gr. par litre d'eau, boire ensuite par intervalles une tasse bien chaude, se tenir au lit bien couvert pour transpirer abondamment.

Dans les cas de rhume prendre une infusion de 10 gr. de fleurs par litre d'eau.

Les fleurs se récoltent en mai et juin, les feuilles fin juillet.

Bourse à Pasteur (*molette, boursette, thlaspi, etc.*).

Croît dans tous les terrains incultes.

S'emploie pour régulariser les règles trop abondantes ou trop douloureuses. Faire une décoction pendant dix minutes à raison de 100 grammes de cette plante par litre d'eau et en prendre un grand verre le matin et le soir. Ce même remède agit aussi contre les crachements et pissements de sang. Pour les cas trop graves, demander nos *Dragées hémostatiques*.

Bryone (*couleuvrée, navet du diable, etc.*).

La bryone est un poison violent dont nous ne conseillons pas l'usage à l'intérieur. On peut faire pour l'usage externe d'excellents cataplasmes pour faire disparaître les douleurs de goutte.

La racine fraîche coupée agit comme révulsif pour les douleurs.

Camomille.

Originaire du Levant, elle est cultivée dans les jardins et est une des plantes les plus utiles.

Les fleurs seules s'emploient en infusion à raison de 5 à 6 têtes par tasse après les repas pour activer les digestions pénibles, les langueurs d'estomac.

Nous avons préparé des plantes spéciales qui donnent des résultats extraordinaires pour ces divers cas, les crampes d'estomac, aigreurs et vomissements, à raison de 0 fr. 50 la boîte de 60 tasses. Voir *Tisane des Kakers.*

Les fleurs de camomille doivent se récolter en juin et juillet et choisir de préférence les plus petites et les plus blanches.

Camomille des champs.

Jouit de propriétés moins actives que la camomille cultivée.

Canne de Provence (canne à pêche).

Roseau croissant dans les marais. La décoction de ses racines, associée à la pervenche, sert à faire passer le lait des nourrices, (25 grammes pour 1 litre d'eau). Voir *Tisane anti-laiteuse.*

Cannelle.

La cannelle est stimulante, tonique, cordiale. L'eau de cannelle est employée contre les indigestions des enfants.

On emploie la cannelle comme astrigente contre les hémorragies.

Le vin chaud sucré auquel on joint quelques morceaux de cannelle et une tranche de citron est très bon en cas de refroidissement.

Capillaire.

Cultivée en France comme plante d'ornement. Sert à faire un sirop pour sucrer les tisanes en cas de rhume, (dose capillaire 180 grammes, sucre 2 kilog., eau 1 litre).

Carotte.

Légume nourrissant, digestif et diurétique. S'emploie avec succès contre la jaunisse.

Les diabétiques doivent s'en abstenir à cause du sucre qu'elle contient.

Très rafraichissante dans le fourrage pour les animaux.

Céleri.

Aliment excellent contre les rhumatismes et le scorbut.

Centaurée (*herbe au centaure, herbe à la fièvre, etc.*)

Se rencontre dans toute la France, elle se récolte en juillet ; ses fleurs doivent être desséchées rapidement et conservées à l'abri de l'air.

Les jeunes filles, aux pâles couleurs et les convalescents souffreteux doivent prendre avant chaque repas un verre à bordeaux de petite centaurée.

Pour l'obtenir faire macérer pendant trois ou quatre jours 60 grammes de cette plante dans un litre de vin blanc et ensuite le passer et filtrer. On obtiendra ainsi de bons résultats qui cependant ne sont pas à comparer à ceux obtenus avec le Quinquina du professeur J.-A. Réaux. — Dans un but humanitaire nous ferons parvenir à toute personne qui nous enverra 2 fr. 10, six paquets de notre quinquina avec le mode d'emploi. Un seul de ces paquets suffit pour faire un litre.

Cerfeuil.

Cette plante en infusion à la dose de 100 grammes pour 1/2 litre d'eau sert à faire disparaitre par des lavages les rougeurs et inflammations de la peau chez les jeunes enfants. Nous faisons connaitre que nous possédons une poudre spéciale, la *Poudre des bébés*, qui adoucit la peau et fait disparaître de suite les excoriations toujours si douloureuses.

Cerisier.

Les queues de cerises sont très recommandées pour leurs propriétés diurétiques. A boire en décoction à raison de 15 grammes par litre d'eau chaque jour.

Champignons.

Les champignons forment un aliment très nourrissant. Mais on ne saurait recommander trop de précautions dans leur récolte. On ne doit faire usage que des espèces bien connues et bannir toutes celles qui sont douteuses. De plus il faut les manger fraîchement cueillis car les espèces comestibles deviennent elles-mêmes dangereuses lorsqu'on les conserve quelques jours.

Chélidoine (*grande éclaire*).

Pousse au pied des murs et des buissons, dans les lieux incultes.

Son suc âcre, blanc-jaunâtre, est employé contre les cors et les verrues.

En décoction cette plante est purgative (10 grammes de feuilles pour un litre d'eau).

Chêne.

La décoction de l'écorce du chêne (*tan*) est très recommandée pour les injections vaginales astringentes. Dose : 30 grammes par litre d'eau.

Chicorée sauvage.

Croît à l'état sauvage, mais est cultivée à cause de ses feuilles qu'on mange en salade.

Les racines et les feuilles sont employées pour leurs propriétés dépuratives.

Un bon dépuratif consiste à faire bouillir ensemble dans un litre d'eau 20 grammes de feuilles de chicorée, 20 grammes de feuilles de noyer et 20 grammes de douce-amère dont on prendra un verre à jeun tous les matins.

Chiendent.

Plante diurétique et rafraîchissante. Elle est employée dans le traitement de toutes les maladies inflammatoires en décoction à la dose de 30 grammes par litre d'eau.

Ciguë.

Plante narcotique. C'est un poison d'autant plus dangereux qu'elle ressemble beaucoup au persil, à la carotte, au cerfeuil et au carvi. Elle ne s'en distingue que par sa tige tachetée de rouge, de plus ses feuilles froissées ont une odeur nauséabonde.

Citron.

Ce fruit est la base des limonades. Le jus en est très employé en gargarismes et en badigeonnages pour les inflammations de la gorge et des amygdales. Dans les cas de rhume de cerveau, exprimer le jus d'un citron dans le creux de la main et l'aspirer par le nez. Pour les coryza ou rhumes de cerveau trop violents, employer notre *Poudre nazaline.*

Coca.

Plante d'Amérique très employée pour faire des vins toniques et stomachiques. Voir *Quinquina du Professeur J. A. Réaux.*

Cochléaria (*herbe au scorbut*).

Croît dans les jardins humides. Jouit d'une grande réputation contre le scorbut. On en mâche aussi les feuilles pour raffermir les gencives.

Comme antiscorbutique faire l'infusion suivante : 20 gr. de feuilles fraîches par litre d'eau. Dépuratif par excellence. Voir *Rob dépuratif.*

Coing.

Le coing constipe ; aussi emploie-t-on le sirop et la gelée de coings pour arrêter les diarrhées des enfants.

Colchique (*tue-chien, safran des prés, etc.*)

Plante à oignon poussant dans les prés. On emploie l'oignon de cette plante en décoction à raison de 0 gr. 25 par litre d'eau dans les attaques de goutte et de rhumatisme aigu.

2

Poison très violent dont nous ne conseillons l'emploi qu'après avis du médecin. Voir *Graisse de Castor et Solution anti-goutteuse du docteur Coudrain.*

Consoude (*oreille d'âne, etc.*).

Très commune dans les prés humides. On l'emploie comme astringent dans la diarrhée et les crachements de sang en infusion à la dose de 20 grammes par litre d'eau.

On emploie aussi la racine fraîchement râpée sur les brûlures et les plaies.

Coquelicot (*pavot rouge*).

Très commun dans les blés. Ses fleurs font partie des quatre fleurs pectorales. On les emploie beaucoup en infusion à la dose de 10 grammes par litre d'eau et à raison de quatre tasses par jour dans les bronchites, angines et affections pulmonaires. Voir Aconit.

Courge.

Les semences de courge, comme celles de citrouille et de potiron, sont très employées comme vermifuges et contre le ver solitaire.

On prend 120 grammes de semences dépouillées de leur enveloppe, on les pile de façon à obtenir une pâte et on y ajoute 40 grammes de miel. Le malade ayant été à la diète la veille et le corps rendu libre par un lavement, on lui fait absorber ce mélange à jeun dans la matinée par doses successives d'une cuillerée à café. Une heure après, faire prendre une purge à l'huile de ricin. Ce remède est radical contre le ver solitaire. Cependant, pour les personnes qui l'auraient déjà essayé sans résultat, nous mettons à leur disposition de mer-

veilleuses pilules dont le résultat radical est garanti. Voir *Capsules tœnifuges*.

Cresson.

Le cresson est dépuratif, antiscorbutique et diurétique. Il se mange au naturel, en salade ou en soupe. On peut en extraire le suc pour le boire ou en faire un sirop.

Le cresson cuit dans du lait guérit les catarrhes.

C'est une plante très utile dont on ne saurait trop recommander un usage fréquent. Voir *Rob dépuratif végétal*.

Datura, voir *Stramoine*.

Digitale (*doigt de Notre-Dame, gantier, doigtier*).

Croît dans les lieux incultes et est cultivée dans les jardins à cause de ses fleurs en forme de doigts de gants.

C'est un poison très dangereux qui agit d'une façon très caractéristique sur le cœur. A petite dose il ralentit les battements du cœur, supprime les palpitations ; à trop forte dose, il agit dans un sens tout opposé.

C'est un médicament très utile pour toutes les affections du cœur, mais nous ne saurions trop recommander, de crainte d'accident, de ne l'employer que suivant une ordonnance d'un homme de l'art.

Douce-amère.

Plante sarmenteuse rampante qui ressemble à la morelle.

Elle est employée comme dépuratif et on emploie ses tiges coupées en petits morceaux en infusion à raison de 20 grammes par litre d'eau. Voir *Quinquina du Professeur J. A. Réaux*.

Eucalyptus.

Arbre de l'Algérie et du midi qui contribue à assainir les marais.

On n'emploie que les feuilles qui contiennent une essence aromatique. L'eucalyptus est un fébrifuge, un désinfectant, un antiseptique. Il est souverain pour toutes les affections des bronches (influenza, angine de poitrine, phtisie, coqueluche, etc). — Notre **Miel des Vosges** est un délicieux bonbon à base d'Eucalyptus qui remplace avantageusement toutes les pastilles si vantées par la réclame. Nous recevons des milliers d'attestations flatteuses pour ce produit qui donne des résultats surprenants dans les toux les plus rebelles.

Les plus grands savants recommandent de faire des fumigations d'eucalyptus pour assainir les appartements. Voir *Miel des Vosges.*

Fenouil (*queue de pourceau, etc.*)

Croît à l'état sauvage dans les terrains pierreux.

Le fenouil est un stimulant, on doit donc l'employer chaque fois que l'on voudra obtenir une action exitante sur l'organisme (secrétion des urines, écoulement des règles, expulsion des vents, etc.).

Les semences de fenouil augmentent le lait des nourrices. Faire pour cela une infusion de 30 grammes par litre d'eau et en prendre un verre avant les repas.

Fougère mâle.

Croît dans les bois ombragés et humides. La fougère est un excellent vermifuge et d'une action particulière contre le ver solitaire. On la prend après une journée de diète et à jeun le matin à la dose de 1 à 4 grammes de feuilles réduites en poudre. Elle provoque 4 ou 5 selles deux heures après l'ingestion. Pour les cas rebelles voir *Pilules tœnifuges.*

On emploie avec succès les feuilles sèches, pour faire d'excellents matelas pour les enfants noués, rachitiques ou scrofuleux.

Fraisier.

La fraise est contraire aux personnes atteintes de maladies de peau, aux dyspepsiques et aux diabétiques. Par contre, elle est à recommander aux rhumatisants, aux goutteux.

Les décoctions de racines de fraisier (racines 500 gr., eau 1 litre) sont à recommander dans toutes les maladies de la vessie, surtout quand il y a difficultés à uriner. Elle est très employée contre les blennorragies (Chaudepisse). Pour les personnes qui, atteintes de ce mal, désireraient se soigner seules et en secret et guérir radicalement tous les écoulements, même les plus rebelles, nous tenons à leur disposition l'Injection infaillible, (2 injections par jour). Écrire à M. Dupont, pharmacien, 82, rue Duhesme, Paris, qui vous la fera parvenir par colis sans marque distinctive indiquant la provenance.

Frêne.

Arbre qui pousse dans toutes les forêts, toutes ses parties, surtout les feuilles, sont utilisées en médecine. Les feuilles de frêne doivent être cueillies en mai ou juin lorsqu'elles laissent suinter de la gomme.

L'écorce de frêne est fébrifuge.

La racine s'emploie contre l'hydropisie.

Les feuilles sont anti-goutteuses et anti-rhumatismales. Pour s'en servir faire une décoction de 60 grammes de feuilles sèches pour 1 litre d'eau, y infuser quelques feuilles de menthe et en boire une tasse après chaque repas. Pour les personnes atteintes de forts rhumatismes ou de goutte nous avons la Solution du Professeur Coudrain, docteur de la Faculté de Paris, dont l'emploi est radical.

Fumeterre (*herbe à la jaunisse, pisse-sang, etc*).

Croît communément dans les champs.

Plante toniqne, dépurative, très en usage dans la jaunisse, les maladies de la peau (scrofule, dartres, croûtes de lait des enfants). Comme dépuratif s'emploie à la dose de 60 grammes par litre d'eau ; en prendre un verre le matin à jeun. Contre les maladies de la peau, en infusion de 60 grammes dans du lait et laver les parties malades. Voir plus loin notre traitement des dartres par le *Rob dépuratif*, guérison certaine.

Gaïac.

On se sert de la teinture de gaïac comme dentifrice et mélangée à de l'eau tiède comme gargarisme dans les angines.

Genêt.

Arbrisseau vivace. Sa fleur s'emploie en décoction (une poignée par litre d'eau et 2 tasses par jour), dans l'hydropisie et les maladies du cœur.

Genévrier (*péteret*)

Arbuste de la famille du pin qui croît dans les terrains arides.

Les baies du genévrier sont toniques, stimulantes stomachiques et diurétiques. On les emploie en infusion ou en fumigations.

On fait une excellente liqueur stimulante et digestive en faisant macérer les baies dans de l'eau-de-vie ; c'est pourquoi nous avons cru utile de les associer aux nombreuses plantes qui composent notre Quinquina à 0 fr. 30 le paquet.

On se sert aussi de la décoction du bois de genévrier pour laver les ulcères et en obtenir la cicatrisation.

Gentiane.

Croît de préférence dans les prairies des montagnes.

La racine de gentiane est tonique, dépurative, fébrifuge et stomachique. L'infusion de racine de gentiane constitue une boisson saine en été. C'est la base de la plupart des apéritifs commerciaux.

Grenadier.

Arbuste du Midi.

L'écorce de l'arbre et celle du fruit sont d'excellents vermifuges. Pour détruire le ver solitaire, faire macérer pendant douze heures 60 grammes d'écorce pour un litre d'eau et faire réduire ensuite le liquide de moitié sur le feu. Le prendre ensuite à jeun en trois fois le matin. Voir nos *Capsules tænifuges* à l'article spécial.

Groseiller noir ou cassis.

Les grains de cassis macérés dans l'alcool donnent une liqueur jouissant de propriétés digestives.

Guimauve.

Plante bien connue cultivée dans les jardins. Les

fleurs, pectorales et béchiques, entrent dans la composition des quatre fleurs. Les feuilles sont adoucissantes et émollientes et servent avec les racines pour les lavements. Les racines de guimauve en forme de bâton sont souvent données aux enfants pour aider à la dentition et enlever l'inflammation des gencives. Mais les résultats se font parfois trop attendre ; c'est pourquoi nous avons préparé spécialement un Sirop de dentition que l'on emploie en frictions avec le doigt sur les gencives. Ce sirop calme les douleurs et active la dentition.

Hièble sureau (*sureau en herbe*).

Jouit des mêmes propriétés que le sureau. (Voir ce mot).

Houblon.

Plante très connue, entre dans la composition de la bière. C'est un tonique amer, narcotique et sédatif. On n'emploie que les cônes en ayant soin de ne pas en secouer la poussière jaune. La décoction (40 grammes pour un litre d'eau) régénère le sang appauvri tout en le dépurant. L'infusion (un verre avant de se mettre au lit) procure le sommeil. L'usage du houblon est très recommandé dans les maladies du foie. Voir *Tisane des Kakers.*

Hysope.

Stimulant béchique, expectorant très utile dans le traitement des affections pulmonaires (catarrhes, asthme, etc.) s'emploie en infusion (20 grammes par litre d'eau) à raison de 8 tasses par jour. L'hysope est également recommandée pour les flueurs blanches mais nous recommanderons de préférence à nos lectrices d'employer notre merveilleuse *Lotion pour la toilette intime* qui leur assurera la guérison certaine des métrites, pertes, flueurs, échauffements et autres inflammations de la matrice..

Ipéca.

Plante du Brésil. La racine réduite en poudre forme un des vomitifs les plus employés. Elle se prend en dose variant de 0 gr. 50 à 2 gr. Boire après avoir pris ce vomitif le plus d'eau tiède possible.

Iris de Florence.

Sa racine coupée en tranches et séchée sert à parfumer les lessives.

Jaborandi.

Plante qui est la base des meilleurs médicaments pour arrêter la chute des cheveux. Voir *Lotion Gédé.*

Jalap.

Plante purgative que l'on emploie associée à l'aloès et à la scammonée pour faire des pilules. Voir, pour les personnes qui absorbent difficilement une purgation, *Cachets purgatifs.*

Joubarbe (*artichaut sauvage, herbe aux cors*).

Croît sur les toits de chaume et les vieux murs.

Son suc est antihémorroïdal. Les feuilles pilées et appliquées en cataplasme guérissent les gerçures des seins et calment les douleurs hémorroïdales. Voir *Hémovarine.*

Une feuille de joubarbe pelée arrête le sang des coupures et ramollit les cors.

Jusquiame.

Croît dans les terrains incultes. Poison violent.

Les feuilles sèches fumées soulagent les asthmatiques. Préparées en cataplasmes, elles calment les coliques et les douleurs de seins engorgés. Voir *Cigarettes antiasthmatiques.*

Laitue.

La laitue en salade et surtout cuite est un aliment qui convient surtout aux personnes constipées. Sa décoction (80 gr. par litre d'eau, à raison de trois verres par jour) est rafraîchissante, narcotique et calme les ardeurs des passions. A conseiller aux personnes nerveuses, qui sont sujettes pendant leur sommeil à des cauchemars. Voir pour ces personnes *Pilules antinerveuses.*

Lamier, voir *Ortie blanche.*

Laurier-cerise.

Arbrisseau cultivé dans les jardins.

Les feuilles, distillées avec de l'eau, donnent de l'essence d'amandes amères et de l'acide prussique.

Une feuille fraîche infusée dans 100 grammes d'eau calme les crampes d'estomac. Pour les personnes à qui ce remède ne suffirait pas pour calmer ces crampes, voir *Tisane des Kakers.*

Lavande (aspic, spic, etc.).

Plante très aromatique qu'on trouve en grande quantité dans les montagnes de la Provence.

La lavande sert à détruire la vermine sur le corps, les mites du linge et des vêtements, les mouches des cabinets d'aisances.

On retire de cette plante l'huile d'aspic ou essence de lavande, très employée par la médecine et la parfumerie ; elle est aussi très employée comme stimulant dans la médecine vétérinaire.

Lichen.

Le lichen est la base de toutes les pâtes pectorales. On l'emploie beaucoup en décoction (10 grammes par litre d'eau) dans les maladies du poumon. Voir *Miel des Vosges.*

Lierre grimpant (*herbe à dents*).

Le lierre peut être employé suivant la recette suivante pour calmer les rages de dents.

Faire bouillir 20 grammes de feuilles dans 1/4 de litre de vin rouge, y ajouter une poignée de sel gris et 1/2 verre de vinaigre, laisser bouillir encore cinq minutes le tout et se gargariser ensuite (Recette donnée par M. Edouard Bouteillier, de Dieppe).

Cependant, aux personnes qui désireraient avoir sous la main un remède qui calmerait instantanément leurs maux de dents, nous leur enverrons un flacon de notre préparation qui durera plus de 10 ans contre la modique somme de 2 francs. (Nous assurons la disparition prompte de leurs souffrances). Voir, *Baume dentaire.*

Lierre terrestre (*rondelette lierret, courroie de Saint-Jean, etc.*)

Petite plante rampante que l'on trouve dans les bois et le long des haies.

Plante tonique, béchique, stimulante, est un excellent médicament contre les affections de poitrine (catarrhes chroniques, vieux rhumes, etc.).

S'emploie en infusion (25 grammes par litre d'eau) et se prend de préférence le soir en se couchant. Voir *Miel et Sirop des Vosges*.

S'emploie aussi pour panser les vésicatoires et les cautères.

Lin.

La décoction (laisser bouillir 2 minutes) de graines de lin est spécialement recommandée dans toutes les inflammations de l'estomac et de l'intestin : la dose est de 20 grammes pour un litre, en boire un litre par jour. On l'emploie aussi pour donner des lavements rafraichissants.

La farine de lin sert à fabriquer un des meilleurs cataplasmes émollients que l'on applique sur la partie malade et sur le ventre pour en calmer les douleurs, mais il faut avoir bien soin de ne se servir que de farine fraîche.

Lis blanc.

Les fleurs macérées dans l'alcool ou l'huile servent aux pansements des coupures et des blessures.

Lycopode.

La poudre de lycopode sert à poudrer les parties enflammées. Voir *Poudre des bébés*.

Maïs.

Les stigmates du maïs, vulgairement appelées barbes, constituent en infusion un excellent diurétique.

La farine de maïs est un aliment complet qui convient aux enfants, aux convalescents à cause de sa digestion facile. Voir *Farine lactée phosphatée.*

Marrube (*herbe vierge, bonhomme, bon blanc, etc.*).

Croît sur le bord des chemins et a beaucoup de ressemblance à la grande ortie.

Plante tonique, diurétique, sudorifique.

On l'emploie en infusion (40 grammes par litre d'eau et 2 tasses par jour) dans la jaunisse, les engorgements du foie, la suppression des règles, les affections nerveuses, les rhumatismes).

Ne pas en faire abus, car il occasionne l'amaigrissement.

En lotion pour laver les ulcères.

Mauve (*fromageon, herbe à fromage, etc.*).

Plante fort commune dans les lieux incultes, sur les bords des chemins.

Elle est adoucissante par excellence et doit être conseillée chaque fois que l'on se trouve en présence d'une inflammation aiguë quelconque.

On s'en sert en infusion, décoction, cataplasme et lavement, suivant l'effet que l'on veut obtenir.

Dans les cas de vomissements de sang en prendre trois fois par jour, en infusion de 45 grammes par litre d'eau. Ne prendre cette infusion que pendant cinq jours car son usage prolongé affaiblirait l'estomac.

Mélilot (*trèfle de cheval, couronne du roi, etc.*).

Cette plante donne de bons résultats dans les maladies des yeux (inflammation des paupières, courants d'air, etc.). Faire une infusion de 40 grammes de tiges et fleurs dans un litre d'eau sucrée légèrement avec du miel et laver les yeux avec le liquide tiède.

Mélisse (*citronnelle, céline, etc.*).

Plante à odeur de citron, tonique, stomachique, produisant une excitation plus ou moins vive sur le système nerveux.

La mélisse s'emploie beaucoup sous forme d'infusion (30 grammes par litre d'eau) après les repas pour faciliter la digestion. C'est avec cette plante que l'on fait l'eau de mélisse, bon digestif dont il ne faut pas abuser à cause de l'alcool qu'il contient. C'est même pour cette raison primordiale que nous avons été amenés à composer un *Élixir digestif anti-gastralgique*, véritable liqueur de table, dont l'effet est souverain pour combattre les digestions lentes et difficiles, crampes d'estomac, vomissements, etc.

La mélisse est aussi employée comme vulnéraire à l'extérieur pour les coupures, plaies, contusions.

Menthe (*menthe sauvage, pouliot, etc.*).

Toutes les parties de cette plante, les feuilles surtout, ont une odeur pénétrante dûe à une essence, le menthol. Elle est tonique, stimulante, stomachique, emménagogue. On l'administre avec succès contre les palpitations de cœur, les tremblements nerveux. Elle se prend en infusion à la dose de 15 grammes par litre d'eau. Nous en conseillons l'emploi dans les règles douloureuses accompagnées de bâillements, frissons et coliques de la matrice, elle assure l'écoulement des règles d'une façon paisible et continue. A ce sujet, voir Pilules spéciales à l'art. Ache des marais.

Mercuriale (*vignette, chou de chien, ortie bâtarde, etc.*).

La mercuriale est employée, soit en lavements, soit en purgatif, en infusion de 30 grammes par litre d'eau. C'est une plante purgative, émolliente.

Mille-feuilles (*saigne-nez, herbe de Saint-Jean, etc.*)

Plante tonique, antispasmodique et emménagogue.

L'infusion (30 grammes par litre d'eau) prise deux verres le matin et deux le soir pendant quatre jours rétablit le cours des règles interrompu par une cause passagère, telle qu'une grande peur, un refroidissement, etc. Elle calme les hémorroïdes et les maladies nerveuses.

Mille-pertuis (*herbe de la Saint-Jean, chasse-diable, balai de l'estomac, verge d'or, etc.*).

La feuille de mille-pertuis, placée entre l'œil et la lumière, laisse apercevoir une multitude de points transparents. Elle est vulnéraire, hémostatique et tonique. On emploie cette plante avec succès dans les maladies de l'estomac qu'elle débarrasse de toutes les impuretés, donnant de l'appétit, facilitant la digestion, supprimant les aigreurs ou renvois. On la prend en infusion (40 grammes par litre d'eau), un grand verre cinq minutes avant le repas. Pour les cas graves voir plus loin *Poudre digestive.*

La macération des fleurs de mille-pertuis dans l'alcool fournit un emplâtre très utile pour panser les plaies, écorchures, coupures, etc.

Molène (*bouillon de bouc, cierge Notre-Dame, etc.*)

Plante tonique, pectorale. Ses fleurs contiennent un

suc abondant dont les abeilles sont friandes, elles servent à faire des infusions utiles dans les cas de rhumes, maux de gorges, bronchite.

Les feuilles bouillies dans du lait s'appliquent en cataplasme sur les hémorroïdes, mais ce traitement étant un peu long et pour éviter à nos lecteurs les terribles souffrances que cause cette maladie, nous avons préparé l'Hémovarine qui, en assure la guérison infaillible en quinze jours. Voir plus loin l'article *Hémovarine*.

Morelle (*crève-chien*).

Plante narcotique. La décoction (50 grammes par litre d'eau) sert en lotions et injections. Les feuilles pilées donnent un cataplasme calmant.

Mousse de Corse.

Vermifuge composé de plantes marines. Employée en décotion à la dose de 10 grammes pour un 1/4 de litre d'eau, la mousse de Corse chasse du corps des enfants les petits vers intestinaux. Mais pour certains petits vers qui produisent des démangeaisons à l'anus et peuvent amener des convulsions nous demander notre traitement radical assurant la guérison complète en 24 heures. Voir *Vermifuges*.

Moutarde.

La farine de moutarde s'emploie comme révulsif. Dans les cas de congestion, de forts maux de tête, on prépare un bain de pied en mélangeant de la farine de moutarde dans de l'eau à peine chaude. Dans les cas de bronchite, on obtient une révulsion immédiate à l'aide d'un cataplasme de farine de lin saupoudré de moutarde ;

ne conserver ce cataplasme qu'une vingtaine de minutes. La moutarde sert à faire des sinapismes.

Muguet des bois.

Petite plante très commune dans les bois.

1 gramme de fleurs prises en infusion calme les palpitations de cœur, une pincée dans du miel purge et 4 grammes font vomir.

Navet.

Le navet est dépuratif et émollient. On prépare un sirop pour couper la coqueluche aux enfants en râpant et pilant 100 grammes de navet avec la même quantité de sucre candi et en pressant le tout dans un linge. Cependant nous devons prévenir nos lecteurs qu'ils seraient assurés d'une guérison en trois jours en faisant usage de notre sirop. Voir *Sirop contre la coqueluche.*

Nénuphar.

Plante aquatique très connue. L'infusion de 30 grammes de sa racine dans un litre d'eau est un excellent calmant pour les personnes excitées.

Nerprun.

Arbrisseau des bois dont les baies servent à fabriquer un sirop purgatif.

Nielle.

Plante qu'il faut extirper des blés car sa graine rend la farine dangereuse.

Priser une petite pincée de graine contre le rhume de cerveau.

Noyer.

Le noyer est un arbre dont les feuilles et les fruits sont utilisés en médecine.

Les feuilles prises en infusion à la dose de 10 gr. par litre servent pour guérir les lymphatiques, les enfants bouffis et scrofuleux. A la dose de 50 grammes en décoction, on en fait des injections pour guérir les pertes blanches abondantes : prendre deux injections par jour. L'infusion de feuilles de noyer mélangée au sirop antiscorbutique donne un meilleur regain de santé aux enfants malingres.

Avec les coques vertes de la noix (brou de noix) on obtient une boisson souveraine contre les pesanteurs d'estomac, les digestions pénibles et les syncopes. Pour obtenir cette liqueur, faire macérer les coques vertes avec de l'eau-de-vie et du sucre.

L'huile faite avec les noix est vermifuge. Souvent on en donne quelques cuillerées à café aux enfants quand on pense qu'ils ont des vers. Voir *Rob dépuratif, Sirop Iodo-tannique phosphaté et Lotion intime.*

Oignon.

L'oignon cuit constitue une nourriture aussi agréable que salutaire dans l'hydropisie, les rétentions d'urine. C'est un diurétique et par suite il agit avec succès dans toutes les maladies des voies urinaires.

L'oignon cuit sous la cendre et appliqué en cataplasme active la suppuration des panaris, clous, furoncles. Il doit être renouvelé deux fois par jour.

Olivier.

L'huile d'olive prise une cuillerée dans du lait chaud le matin est excellente contre la constipation.

Oranger.

Les feuilles d'oranger prises en infusion (20 gr. pour un litre d'eau) calment les nerfs, les migraines, les palpitations et facilitent la digestion.

Les fleurs avec lesquelles on fabrique l'eau de fleurs d'oranger possèdent les mêmes qualités.

Les fleurs macérées dans l'eau-de-vie avec du sucre donnent une excellente liqueur de table très digestive.

L'écorce des oranges sert à fabriquer des liqueurs amères et fortifiantes.

Le fruit lui-même sert à faire une excellente boisson rafraîchissante pour les malades. Le jus d'orange mélangé avec du jus de pruneaux cuits dans l'eau bouillante est très recommandé dans les maladies inflammatoires.

Après le repas une orange comme dessert facilite la digestion.

Orge.

La graine décortiquée s'appelle orge mondé ; elle sert en décoction à faire une tisane rafraîchissante et nourrissante.

L'orge germé sert à la fabrication de la bière.

Ortie blanche (lamier, lammion, etc.).

Croît dans les terrains incultes. L'injection d'ortie blanche est très employée pour combattre les flueurs blanches. Préparer à cet effet une infusion de 30 grammes de sommités fleuries pour un litre d'eau et prendre deux injections par jour.

Ne pas confondre ce remède avec la Lotion pour la toilette intime que nous recommandons et qui coupe les flueurs, pertes, etc.

Si vos enfants ont la gourme, s'ils ont les glandes du cou gonflées, les yeux ou les oreilles qui laissent écouler de l'humeur, demandez notre Sirop Iodo-tannique phosphaté qui vous donnera des résultats inattendus.

Si, vous-même, vous avez des ganglions gonflés, des boutons, des furoncles, des abcès, des maux blancs, des démangeaisons, nous vous en débarrasserons avec notre *Rob dépuratif végétal*, et si besoin la *Pommade antiherpétique.*

Oseille.

L'oseille prise en petite quantité est laxative, diurétique, favorise les selles. Mais elle est peu nutritive et par son acidité produit plutôt un fâcheux effet sur les estomacs délicats, fatigués.

L'oseille doit être interdite aux personnes atteintes de la goutte et de la gravelle. Elle forme la base du bouillon aux herbes, et aide l'effet des purgatifs.

L'oseille cuite avec du lait s'applique en cataplasme sur les clous, furoncles, etc. et remplace avantageusement les onguents.

Pariétaire (*casse-pierre, perce-muraille, herbe aux nonnes, etc.*).

Croît en général sur les vieux murs.

C'est le diurétique par excellence. Son infusion (40 grammes par litre d'eau) et à raison d'un litre par jour est non seulement utile mais même indispensable à tous les malades atteints de troubles urinaires tels que gravelle, coliques néphrétiques, rétentions d'urine et même d'hydropisie.

Patience (*oseille sauvage, oseille à crapaud, etc.*).

Espèce de grande oseille sauvage qui croît dans les lieux humides.

C'est une plante très utile et trop délaissée. Ses feuilles font une excellente tisane contre la jaunisse, le lymphatisme.

Sa racine, finement écrasée et mélangée à de la fleur de soufre, sert à guérir la gale. On en frictionnera matin et soir les parties malades.

La patience calme les démangeaisons.

Pavot.

Le pavot est une plante dangereuse dont on ne devra se servir qu'avec prudence. C'est du suc de ses tiges que l'on tire l'opium, la morphine, etc. médicaments utiles quand on les prend à la dose voulue mais qui deviennent des poisons quand on la dépasse. C'est avant tout un calmant.

Avec la tête du pavot, dont on aura soigneusement enlevé les graines, on fera des infusions calmantes, soporifiques. Mais, en règle générale, n'en jamais faire usage pour les enfants, avec lesquels on s'exposerait à des accidents graves.

On peut employer la décoction de tête de pavot en gargarismes et en lavements.

Pêcher.

Les fleurs de pêcher sont purgatives (5 grammes par tasse). On en fait un sirop que l'on donne aux enfants.

Pensée sauvage (*violette des champs, fleurs de Trinité, etc.*).

La pensée sauvage est dépurative, diurétique et laxative. Son emploi est très recommandé pour toutes les maladies de la peau, dartres, eczémas, boutons, croûtes de lait des enfants, etc.

Pour les grandes personnes faire une infusion de 60 grammes par litre d'eau et en boire une tasse à jeun tous les matins. Pour les enfants atteints de gourme, une pincée dans un demi-litre de lait. Pour les cas plus graves voir Noyer et nos dépuratifs.

Persil.

Le persil ne doit pas seulement être estimé de nos cuisinières, mais aussi de nos ménagères qui ont le souci de soulager leurs familles avec les plantes que la nature a mises autour d'elle.

Tout est médicament à utiliser dans le persil : racine, feuilles et graines.

Avec la racine sèche ou fraîche, on fera une tisane pour soulager et guérir la jaunisse, l'hydropisie ou la fièvre intermittente.

Les feuilles pilées seront appliquées sur les piqûres d'insectes, les coupures et surtout les engorgements laiteux des seins.

Les semences données en infusion après le repas expulseront les vents et supprimeront les flatulences.

Pervenche.

La feuille de pervenche est employée avec succès pour faire passer le lait des nourrices.

Elle se prend en infusion de 20 grammes par litre d'eau à raison d'un litre par jour pendant quatre jours. — Nous tenons à la disposition de nos lectrices une *Tisane antilaiteuse* dont le résultat est assuré.

Peuplier.

Le bourgeon de peuplier est enduit d'une résine qui est vulnéraire, balsamique, antihémorroïdale.

Pris en infusion, les bourgeons sont tout indiqués pour combattre les maladies des bronches, des reins et de la vessie. Ils activent la sécrétion de la muqueuse et des glandes.

La résine des bourgeons fait en grande partie toute la valeur de l'onguent populéum, communément employé pour combattre les hémorroïdes rebelles. Pour obtenir un résultat certain dans les hémmoroïdes, voir article *Hémovarine*.

Pin — Sapin.

Tout le monde connait les résultats obtenus dans les affections chroniques des poumons avec la résine contenue dans les pins et sapins. C'est pourquoi je me suis servi de cette résine pour composer mon Miel résineux au sapin, eucalyptus, etc., qui a obtenu un si grand succès et a été médaillé à Paris en 1905. La guérison des toux, rhumes, asthmes, bronchites, etc. est assurée en 6 jours. Vente par jour : 940 kilogs.

Pissenlit.

Le pissenlit est un dépuratif. Employé en salade il stimule l'appétit et régularise les selles. Son usage est tout indiqué pour ceux qui sont atteints de jaunisse, hydropisie et de scorbut.

Plantain (herbe aux puces, pain de grenouille, herbe aux canaris, etc.)

Il existe plusieurs espèces de plantains mais toutes possèdent les mêmes propriétés. On les emploie dans le traitement des maladies des yeux. Le suc de plantain administré en infusion à la dose de 120 grammes par litre d'eau est un excellent remède contre les crachements de sang. Cette infusion est aussi employée contre la constipation.

Poireau.

Le poireau est un aliment béchique très rafraîchissant, digestif et diurétique. Son emploi est très recommandé dans les maladies des reins (néphrite) et la gravelle.

Pour guérir les panaris, tumeurs, abcès, coupures, etc. on prend le blanc d'un gros poireau, on le fait cuire dans un four bien chaud, on l'écrase ensuite avec de la graisse de porc non salée et on applique ce mélange en guise de cataplasme sur le mal. On renouvelle ce cataplasme toutes les six heures jusqu'à guérison complète.

Pois.

Les pois secs entiers ne sauraient être mangés par les personnes ayant un estomac paresseux sans faire naître quelque malaise, parce qu'ils occasionnent de la flatulence. Par contre, pris décortiqués, en purée, ils ne produisent plus de gaz dans l'intestin et sont facilement digérés. Tout le monde sait que les pois, surtout les pois secs, sont très nutritifs.

Poivre.

Prendront du poivre avec profit en leurs aliments, les personnes débiles, sans grand appétit, dont les digestions sont languissantes. S'en abstiendront celles-là qui sont sujettes aux poussées d'eczéma.

On interdira le poivre aux enfants, aux jeunes filles à l'époque de la puberté.

L'abus du poivre fatigue le foie et occasionne l'irritation du col de la vessie.

Pomme de terre.

La pomme de terre est d'une digestion facile et d'un emploi très salubre. Cependant elle ne convient ni aux dyspeptiques ni aux diabétiques.

En médecine on n'utilise que sa fécule avec laquelle on fait des cataplasmes émollients. Avec la fécule on poudre ou saupoudre les parties irritées, telles que les fesses des enfants au maillot, les pieds fatigués par une longue marche, les cuisses des cavaliers blessées par la selle, etc. Voir *Poudre des bébés.*

On doit éviter l'emploi de la pomme de terre pendant sa germination. Il se produit alors un poison qui tue les volailles et les porcs et n'est pas sans indisposer les hommes.

Pommier.

Tout le monde connaît son fruit, la pomme. Elle est très digestive et réussit fort bien aux personnes malades de l'estomac. Sur cent malades qui nous consultent, plus de la moitié souffrent de troubles de l'estomac, gastrites, gonflements, aigreurs, vomissements, renvois, etc. ; à ceux-là nous recommandons notre *Poudre digestive.* Très nombreux sont les témoignages de reconnaissance que nous avons reçus de personnes guéries grâce à elle après avoir essayé en vain de beaucoup d'autres remèdes.

Prunier.

Son fruit, la prune, est un peu laxative. Chacun sait le rôle bienfaisant que jouent les pruneaux sur les intestins des personnes ordinairement constipées.

La prune doit être recherchée par les goutteux et rejetée par les diabétiques.

Pulmonaire (*herbe aux poumons, herbe aux dames, etc.*)

Cette plante est ainsi appelée de sa ressemblance légère au poumon. Elle s'emploie en infusion à la dose d'une pincée dans les catarrhes.

Prêle des champs (*queue de cheval, de renard, etc.*)

La prêle est astringente et vulnéraire. On l'emploie avec succès en décoction à la dose de 50 grammes par litre d'eau dans les cas de diarrhée. A l'extérieur cette décoction sert pour laver les mauvaises plaies, les ulcères, etc.

Quassia amara.

Le quassia est une plante de la Guyane dont l'écorce réduite en copeaux se vend dans les pharmacies. C'est un tonique et stomachique. La macération très amère de ses copeaux réveille l'appétit et stimule la digestion des scrofuleux. Elle est utile encore pour combattre les diarrhées chroniques et les vomissements répétés. Elle chasse les humeurs hors de l'organisme et fortifie le sang.

Quinquina.

Il n'est de plante d'un usage plus répandu que le quinquina. Dans les appauvrissements du sang, la chlorose, le manque d'appétit, les convalescences, le quinquina est employé en macération ou en infusion.

On prépare aussi avec le quinquina un vin qui stimule les fonctions de l'estomac et de l'organisme tout entier.

Mais le quinquina seul est échauffant, c'est pourquoi j'ai composé un merveilleux mélange, fortifiant, apéritif, stimulant à base de quinquina uni à vingt plantes aromatiques diverses, telles que kola, coca, colombo, gentiane, rapontic, etc. Nous ne saurions trop en recommander l'usage aux personnes affaiblies ayant les pâles couleurs de la chlorose, de l'anémie, surtout aux enfants chez lesquels la croissance amène toujours un appauvrissement du sang. On doit le prendre avant chaque repas.

Chaque jour nous arrivent des milliers de commandes de ce merveilleux produit dont le prix d'un paquet pour un litre est de 0 fr. 30 et par la poste 0 fr. 05 en plus par paquet. *Dans un but humanitaire* et pour être agréable à nos lecteurs, nous leur fournissons ce produit au prix qu'il nous revient. La façon de le préparer et le mode d'emploi sont indiqués sur chaque paquet.

Raifort *(moutarde des moines, radis de cheval).*

Croît dans les lieux humides, au bord des ruisseaux. Le raifort est un stimulant, un antiscorbutique et un des meilleurs diurétiques.

Sa racine jouit des mêmes propriétés que la graine de moutarde. Ingérée dans l'estomac, elle détermine une sensation de chaleur et provoque la sueur.

Prise en infusion ou en macération dans du vin, la racine de raifort combat l'hydropisie et l'albuminurie. Son sirop convient aux enfants lymphatiques et aux personnes atteintes de la tuberculose. Il combat aussi le scorbut et entre dans la préparation du sirop antiscorbutique.

Raisin, voir ***Vigne***.

Ratanhia.

Les pharmaciens en font un sirop à recommander dans les hémorragies et la diarrhée.

Réglisse.

La racine de réglisse est adoucissante, rafraîchissante et diurétique. Elle est un remède bien populaire contre la toux, l'angine, l'inflammation des amygdales, les rhumes et les laryngites.

La macération de réglisse forme une tisane rafraîchissante dont l'usage est tout indiqué pendant les chaleurs.

Reine des prés.

Elle est astringente, tonique et surtout diurétique.

Elle jouit de propriétés particulières contre l'hydropisie. Les hydropiques doivent boire au moins un litre par jour de l'infusion de ses fleurs et de ses racines à la dose de 30 grammes par litre d'eau.

Rhubarbe.

La racine de rhubarbe est seule employée en poudre. Elle est purgative, fortifiante et vermifuge. C'est un purgatif léger qui relâche le ventre sans fatiguer l'organisme ; elle fait disparaître les malaises qu'occasionnent les digestions difficiles.

La rhubarbe prise à petite dose (1 gramme par jour en deux fois) réveille l'appétit, débarrasse l'intestin, décongestionne le cerveau et fait disparaître les migraines, sans donner de coliques. Toutefois, prise trop longtemps et à dose trop forte, elle finit par amener de la constipation. Nous avons aussi une *poudre laxative* composée exclusivement de plantes et dont l'emploi est plus efficace et plus facile.

Ricin.

C'est de la graine du ricin qu'on retire l'huile purgative d'un usage si répandu. Elle doit être préférée à tout autre purgatif dans les cas d'embarras gastrique, d'entérite, de péritonite, de métrite, de hernie étranglée. 30 grammes suffisent pour provoquer quelques selles.

L'huile de ricin rancit très vite : fraîche, elle est presque sans saveur.

La meilleure façon de prendre l'huile de ricin est d'en préparer deux cuillerées à soupe qu'on avale coup sur coup. Puis, immédiatement après, on se rince la bouche et l'on avale au besoin le jus d'une orange ou un verre d'eau dans lequel on a pressé un citron.

Riz.

Le riz est une excellente nourriture et d'un usage appréciable en la médecine du foyer.

L'eau de riz, qui est celle dans laquelle a bouilli le riz, se donne aux enfants et aux adolescents pour arrêter la diarrhée. Elle est adoucissante et rafraîchissante.

Romarin (herbe aux couronnes, rose marine, etc.).

Le romarin est un arbuste de la Provence.

C'est une plante très aromatique et très excitante, elle entre dans la composition du baume opodeldock, du baume tranquille et de l'eau de Cologne.

Deux pincées de fleurs de romarin donnent une infusion qui fait disparaître la flatulence, les renvois et chasse les idées noires et les douleurs névralgiques.

Ronce (*mûrier sauvage*).

La ronce croît dans tous les terrains incultes.

Les feuilles et les jeunes tiges sont très astringentes, c'est pourquoi on les emploie en gargarisme dans les maux de gorge. Faire bouillir 15 grammes de ronce dans un litre d'eau et sucrer avec une cuillerée de miel.

Rose de Provins.

Très employée en décoction en gargarismes et en lavements.

Rue.

La rue est un arbuste qui croît naturellement dans le centre et le midi de la France. On la cultive dans nos jardins.

La rue est un emménagogue dangereux, qui peut provoquer de graves accidents, des hémorragies de la matrice, l'avortement et même un empoisonnement. Aussi conseillons-nous de préférence nos *Pilules emménagogues* d'un emploi facile et sans danger. Voir *Pilules emménagogues*.

Sabine.

Sorte de genévrier. Possède les mêmes propriétés que la rue et son usage est aussi dangereux. Voir *Pilules emménagogues*.

Safran.

Le safran est un stimulant, un diurétique et un emménagogue.

L'infusion faite avec les fleurs de safran, à la dose d'une pincée pour un litre d'eau, est recommandée dans les cas de dyspepsie, maux d'estomac, digestions paresseuses.

Elle active la salivation et sert à lotionner les gencives des enfants dans les dentitions douloureuses. Voir *Sirop de Dentition.*

Elle augmente les urines, facilite les selles et le flux mensuel.

Pris en trop grande quantité, le safran devient dangereux et peut occasionner des accidents suivis de mort.

Salsepareille.

La racine de salsepareille est diurétique, sudorifique et dépurative. L'infusion en petite dose est utile pour combattre la goutte, les dartres, l'obésité, le manque d'appétit. A haute dose elle peut occasionner des vertiges et des vomissements. Voir *Rob dépuratif.*

Sapin, voir *Pin.*

Saponaire (*savonnière, herbe à foulon, etc.*).

La saponaire doit son nom de la propriété qu'elle a de mousser quand on l'écrase dans l'eau. Elle croît dans les lieux humides.

La saponaire est dépurative. On l'emploie pour combattre la jaunisse, les engorgements du foie et de la rate, en infusion (20 grammes par litre d'eau à raison d'un verre à jeun tous les matins).

Sauge (*herbe sacrée, thé de sals, etc.*).

Cette plante doit être cultivée avec soin dans tous les jardins à cause de ses propriétés salutaires.

C'est un excitant nerveux, tonique, résolutif.

On emploie les fleurs et les feuilles de la sauge suivant le résultat que l'on veut obtenir.

L'infusion des sommités fleuries (10 grammes par litre d'eau) dissipe les langueurs d'estomac, active la circulation du sang. Elle peut se prendre en guise de thé après chaque repas.

Les feuilles de sauge en infusion calment les douleurs d'estomac, la diarrhée. Elles tarissent la secrétion du lait lors du sevrage des enfants. Elles agissent aussi comme antisudorifiques contre les sueurs nocturnes des tuberculeux.

Les feuilles sèches en fumigation calment les accès d'asthme.

La sauge doit être mise aussi dans les bains que l'on donne aux enfants malingres, rachitiques, scrofuleux.

Saule.

L'écorce du saule est fébrifuge et tonique, on peut l'appeler le quinquina du pauvre.

Pour chasser la fièvre, on la réduit en poudre et on la mélange à la dose de 25 grammes dans une tasse de camomille.

Les feuilles en infusion se donnent dans les cas de dyssenterie. On emploie aussi la décoction d'écorces dans les cas de rhumatisme.

Scammonée.

Cette plante est la base des biscuits purgatifs.

On l'emploie dans les maladies de cœur, associée à la digitale.

Seigle ergoté.

Grain de seigle attaqué par un champignon. On en retire un produit utile en cas d'hémorragie.

Produit dangereux qu'on ne doit pas utiliser sans ordonnance.

Séneçon (*herbe aux charpentiers*).

Le séneçon dont les oiseaux sont si friands est un fébrifuge. On l'emploie en infusion contre les fièvres.

Semen-contra.

Plante d'Egypte de la famille de l'armoise.

C'est un très bon vermifuge dont on tire un produit, la santonine, qui a la propriété curieuse de faire voir les objets en vert quand on en a pris.

On fait des dragées à la santonine. On en donne quatre par jour aux enfants de six mois, six à ceux d'un an et huit à ceux de deux ans.

Son emploi facile rend ce produit très estimé.

Cependant, pour les cas rebelles, nous avons des produits tout aussi faciles à prendre et d'un résultat assuré. Voir *Paquet, Elixir et Pastilles vermifuges*.

Sené.

Le sené nous vient aussi de l'Egypte. Ses gousses sont purgatives ; on en fait une infusion de 10 grammes par litre d'eau. Ce produit doit être recommandé aux personnes ordinairement constipées car il n'altère pas les fonctions digestives ; cependant il occasionne quelquefois des coliques. Voir *Poudre laxative et Thé purgatif*.

Serpolet (*thym sauvage, pouliet, etc.*).

Le serpolet est une plante vulnéraire très aromatique. On l'emploie en bains pour le traitement des maladies de la peau et de l'épuisement du sang, et en lotions pour laver certaines plaies suppurantes. Il sert aussi en fumigations.

Staphysaigre (*herbe aux poux*).

La poudre de staphysaigre mêlée à la graisse de porc détruit les poux.

Stramoine (*pomme épineuse, datura, etc.*).

Plante assez vigoureuse qui croît dans les lieux incultes.

Les feuilles sèches servent à faire des fumigations pour les asthmatiques. Quelques asthmatiques les fument en cigarettes mais avec précaution car c'est une plante dangereuse. Pour les personnes qui craindraient des accidents en en faisant usage nous avons nos *Cigarettes antiasthmatiques* qui n'offrent aucun danger. Voir l'article plus loin.

Sureau (*haut bois, sambuc, etc.*).

Le sureau pousse dans nos haies, nos buissons et nos jardins. Il fleurit en juin et juillet.

Toutes ses parties sont utilisées en médecine.

Ses fleurs fraîches sont légèrement purgatives ; sèches, elles sont seulement sudorifiques, elles seront utiles en infusion (5 grammes par litre d'eau) dans les cas de rougeole, variole, scarlatine. On se sert de cette infusion comme lotion pour soigner les maladies des yeux (compère-loriot, conjonctivite, etc.).

Ses feuilles sont purgatives en décoction et Hippocrate, cet ancêtre de la médecine, les ordonnait dans l'hydropisie.

Son écorce, mise en macération dans du vin, est efficace contre les rhumatismes et la goutte.

Tabac.

Le tabac, dont l'usage est maintenant si répandu, fut rapporté d'Amérique.

L'abus du tabac est nuisible car il contient plusieurs principes, dont le principal, la nicotine, peut donner la mort à la dose de 20 grammes.

Le tabac se fume, se chique et se prise.

L'habitude de chiquer déchausse les dents, enflamme la bouche et donne une mauvaise odeur à l'haleine. Les marins prétendent cependant que la chique les préserve du scorbut.

La prise de tabac détruit l'odorat, amène de la somnolence, de l'engourdissement et donne naissance à un coryza chronique.

L'usage du tabac et surtout de la cigarette est contraire aux jeunes gens au moment de la croissance et de la formation.

Le jus du tabac sert à la destruction des pucerons.

Tanaisie (herbe aux vers, balsamite, herbe amère, etc.).

La tanaisie est une plante à odeur forte, peu agréable, qui croît le long des rivières, dans les fossés, et fleurit tout l'été.

Ses fleurs d'un beau jaune sont vermifuges. On les prend en infusion à la dose de 10 grammes par litre. Entre les matelas cette plante détruit les punaises, etc.

Thym.

Le thym est une plante aromatique. Il est employé

en fumigations contre les douleurs, en infusion comme digestif, en décoction pour le pansement des plaies.

Tilleul.

Le tilleul est un arbre à juste titre estimé ; il fleurit en juin, juillet et ses fleurs doivent être soigneusement récoltées. Elles sont en effet antispasmodiques et calmantes. On en fait une infusion qui se boit par goût et remplace avantageusement le thé surtout pour les personnes nerveuses que ce dernier agite et empêche de dormir. L'infusion de tilleul est tout indiquée pour faciliter la digestion, calmer les lourdeurs de tête, les malaises, les pesanteurs abdominales.

Son usage journalier tend à se répandre dans toutes les classes de la société pour remplacer le thé.

Tussilage (*pas d'âne*).

Croît dans les lieux humides. On emploie la racine, les fleurs et les feuilles comme pectorales. Infusion : 20 grammes de fleurs par litre d'eau.

Valériane (*herbe aux chats, etc.*).

La valériane pousse dans les bois humides, ses fleurs ont une odeur agréable, mais sa racine a une odeur forte, désagréable, fétide. La valériane attire les chats.

C'est de la racine de la valériane qu'on se sert en médecine ; on l'arrache au printemps pour la faire sécher. Elle possède des propriétés calmantes et son usage est tout indiqué dans les cas de crises de nerfs, idées noires, convulsions, danse de Saint Guy, épilepsie, etc. On en fait une infusion à la dose de 30 grammes par litre d'eau et on doit en prendre cinq litres par semaine.

Vélar (*herbe aux chantres, moutarde des haies, etc.*)

Les feuilles du vélar sont seules employées. Elles sont stimulantes, pectorales et expectorantes.

Ce remède est souverain dans les laryngites, enrouements, fatigues de la voix et dans le catarrhe chronique du poumon. L'infusion se fait à la dose de 30 grammes par 1/2 litre d'eau et sucrer de préférence avec du miel. On en prend 4 verres par jour. Cette recette est spécialement à recommander aux orateurs, aux chanteurs, aux chantres des églises, et en général à toutes les personnes qui se fatiguent la voix.

Véronique (*germandrée*).

Une pincée de feuilles par tasse prise en infusion calme la migraine, la toux et le crachement de sang.

Verveine (*herbe sacrée, à tous les maux, aux sorcières, etc.*).

La verveine est amère, aromatique et astrigente.

Cuite dans du vinaigre, elle sert à faire des cataplasmes employés pour la guérison des points de côté, entorses, etc.

Vigne.

La sève de vigne était employée autrefois pour guérir les maux d'yeux ; on lui préfère maintenant les solutions antiseptiques d'acide borique et de nitrate d'argent.

Son fruit, le raisin, ne doit pas être mangé vert, car il donne des aigreurs d'estomac, de la pituite et de la diarrhée. Mais bien mûr et sucré, il est rafraîchissant.

Il est très recommandé par les médecins qui ordonnent des cures de raisin aux personnes atteintes d'inflammation de l'estomac, comme la gastrite, etc. Voir *notre ferment de raisin*. Cependant on doit s'abstenir de manger les pelures et pépins qui pourraient causer des désordres dans l'intestin.

Le raisin sec est un excellent pectoral d'une grande utilité dans les maux de poitrine.

Le vin, pris d'une façon raisonnable, est un aliment, un excitant et un tonique.

Le vin blanc est un apéritif tonique, le vin rouge, un fortifiant.

Vigne rouge.

La feuille sèche de vigne rouge facilite la circulation du sang. Elle est dépurative et son infusion est à conseiller surtout aux femmes qui atteignent l'âge critique. — Voir *Hémovarine*.

Violette.

La violette commune, odorante, est béchique, émolliente et légèrement purgative. Son infusion (2 pincées de fleurs pour 1/2 litre d'eau à prendre dans la journée, est employée dans la rougeole, la scarlatine, la variole et les affections de poitrine (bronchite, toux, etc.).

La racine de violette est un bon vomitif, quand on en fait une décoction de 25 grammes pour 1/2 litre d'eau.

NOTA. — Nos lecteurs qui connaissent d'autres remèdes par les plantes seront les bienvenus en nous les indiquant ; ils seront soumis à un contrôle rigoureux et publiés après avoir reconnu leur efficacité.

CHAPITRE III

LES PRINCIPALES MALADIES

NOTRE TRAITEMENT SPÉCIAL

Leur guérison

Abattement (*synonyme de prostration*).

Déperdition de forces. On réagit contre l'abattement : 1° en recherchant les causes et les supprimant dans la mesure du possible ; 2° par le repos et la suppression de tous soucis. Il sera bon aussi de prendre des fortifiants. Voir plus loin *Quinquina J.-A. Réaux.*

Abcès.

Rougeur, gonflement des tissus avec accumulation de pus, douleur locale, souvent même fièvre et courbature.

Quand l'abcès est profond, on lui donne le nom de phlegmon.

On doit appliquer des cataplasmes de farine de lin ou mieux des pansements humides à l'acide borique. Dans les cas où l'abcès n'aboutirait pas assez vite, demander notre *Onguent maturatif.*

Acné.

Maladie cutanée consistant en petits boutons sur le

visage, les épaules et la poitrine. Voir *Peau (maladie de la)*.

Adénite, adénopathie.

Gonflement des glandes lymphatiques amené par une écorchure ou un abcès en se développant spontanément sous l'influence d'une maladie générale, tuberculose, syphilis, etc.

Pansements humides et dépuratifs. Voir *Rob dépuratif*.

Age critique ou *ménopause, retour d'âge.*

Epoque de la cessation des règles. On a beaucoup exagéré cette période que les femmes redoutent en général, cependant elles doivent surveiller sérieusement leur santé pour éviter des accidents. Voir *Hémovarine.*

Aigreur d'estomac.

Troubles de la digestion produits quelques heures après les repas par formation d'acides dans l'estomac avec production de renvois. Voir *Estomac.*

Albuminurie.

Présence de l'albumine dans les urines. Les symptômes de cette maladie sont des douleurs de reins, des troubles dans la vue, de l'enflure des paupières et des jambes. L'urine est pâle, décolorée et le malade urine souvent.

Ne prendre que du lait et appeler le médecin ou écrire à notre clinique.

Alopécie.

Chute des cheveux ou des poils dus le plus souvent à une infection microbienne.

Les maladies du cuir chevelu étant très nombreuses

et les causes encore plus diverses, nous conseillons à nos malades de nous écrire, en nous précisant l'origine de la maladie, depuis combien elle dure, sa nature (chute par plaques ou générale), avec accompagnement d'eczéma et pour préciser notre diagnostic nous envoyer un cheveu. Nous leur enverrons par retour du courrier le traitement à suivre. *Lotion ou pommade.*

Ampoules.

Soulèvements de la peau rempli de sérosité produit par des frottements répétés. Traitement : Percer l'ampoule de part en part avec une aiguille flambée à l'alcool, la vider et mettre dessus des compresses.

Amygdalite ou *angine.*

Inflammation des amygdales. Il faut toujours surveiller cette maladie avec attention surtout chez les enfants car elle peut être le commencement d'une autre maladie telle que la diphtérie ou croup, la scarlatine, etc.

Anémie.

Faiblesse du sang, pâles couleurs, chlorose. Symptômes : décoloration du teint, troubles de l'estomac, troubles de la circulation du sang (palpitations) et de la respiration (essoufflement), et chez la femme, règles difficiles, décolorées, peu abondantes. Prendre du *Quinquina J.-A. Réaux* ou de notre *Solution ferrugineuse* (Voir ces mots).

Angine, voir *amygdalite.*

Inflammation de l'arrière-bouche et du pharynx.

Aphtes.

Vésicules suivies d'ulcérations blanc grisâtre entourées d'un liséré rouge vif. Siègent surtout autour de la langue et à l'intérieur des joues. Se gargariser à l'eau bicarbonatée.

Apoplexie (*coup de sang*).

Rupture ou oblitération brusque d'une artère du cerveau, amenant des éblouissements, tintements d'oreilles, perte de connaissance quelquefois suivie de paralysie de la moitié du corps. En attendant l'arrivée du médecin, faire prendre un purgatif et bains de pieds sinapisés.

Arthritisme.

État constitutionnel produit par le ralentissement de la nutrition. L'obésité, le diabète, les rhumatismes, la goutte, la gravelle sont fréquents chez les arthritiques.

En cas d'enflure des jambes, envoyer des urines. Prendre de la *Solution anti-goutteuse* du docteur Coudrain (Voir ce mot).

Asphyxie.

Deux causes déterminent l'asphyxie. 1° L'air n'entre plus dans les poumons ; pendaison, noyade, strangulation ; 2° l'air est impropre à la respiration : oxyde de carbone, vapeurs irrespirables. Traitement : Supprimer la cause et exposer le malade au grand air. Chercher à ranimer les fonctions respiratoires (respiration artificielle, tractions de la langue). Ramener la circulation du sang (frictions sèches ou à l'alcool sur la poitrine et la colonne vertébrale). Chatouiller l'intérieur du nez avec une plume.

Asthme.

Oppression arrivant le plus souvent pendant la nuit. Respiration difficile, sifflante, facile dans l'intervalle des accès. Fumer des *Cigarettes antiasthmatiques* et écrire à notre clinique.

Attaque de nerfs.

Crises nerveuses accompagnées de cris, de pleurs, de mouvements désordonnés ; aspersion d'eau froide, desserrer les vêtements. Faire prendre à la personne sujette à ces attaques nos *Pilules antinerveuses* (voir ce mot).

Ballonnement.

Gonflement de l'estomac et du ventre par accumulation de gaz. Prendre des infusions d'anis, de menthe ou de camomille ou mieux de notre *Poudre antigastralgique* (voir ce mot).

Battements de cœur (*palpitations*).

Augmentation dans le nombre ou l'intensité des impulsions du cœur et souvent irrégularité. Voir des plantes dans la classification ou consulter un médecin.

Baume dentaire.

En cas de maux de dents (dents cariées ou gâtées) son emploi calme instantanément les douleurs les plus vives et les plus rebelles. Prix du flacon : 1 fr.

Baume des nourrices.

Très efficace contre les gerçures et les crevasses du sein si douloureuses pendant l'allaitement. Prix : 1 fr. 50 le flacon.

Bile.

L'excès ou l'absence de la bile cause les maladies connues sous le nom d'embarras gastrique. Prendre de temps en temps de légers purgatifs, nos *Pilules anti-biliaires* ou notre *Tisane des Kakers* (voir ces mots).

Blennoragie (*chaude-pisse, échauffement*).

A pour caractère un écoulement jaune verdâtre ou blanchâtre plus ou moins abondant. La blennorragie demande à être soignée sérieusement car elle peut amener des désordres locaux plus ou moins graves. Voir *Maladies secrètes.*

Bouche (*soins de la*).

On doit les observer scrupuleusement pour éviter la carie des dents, la mauvaise haleine, les aphtes, etc. Se laver la bouche chaque jour avec de l'eau boriquée ou chloratée et employer notre *Poudre* et notre *Elixir* dentrifrice.

Bronchite (*rhume de poitrine*).

Inflammation des bronches, précédée ou non de rhume de cerveau, caractérisée par une sensation de chaleur et de chatouillement dans le cou qui provoque la toux, sèche au début, grasse ensuite. Courbature, mal de tête, diminution de l'appétit et quelquefois fièvre. Expectoration de crachats grisâtres, puis jaunâtres. Prendre des infusions pectorales chaudes (quatre-fleurs, bouillon blanc, tussilage), etc., sucrer avec notre *Sirop béchique pectoral* et prendre du *Miel des Vosges*.

Brûlures.

Baigner la partie brûler dans une solution d'acide picrique ou appliquer le liniment oléo-calcaire.

Cachets digestifs.

Ces cachets sont d'une efficacité remarquable dans tous les troubles de l'appareil digestif (aigreurs, gonflements, renvois, etc). Prix : 3 fr. la boîte.

Cachets purgatifs, voir *Purgatifs*.

Calvitie, voir *Alopécie*.

Capsules antispasmodiques.

Les capsules s'emploient avec succès dans tous les troubles de la digestion d'origine nerveuse. Prix : 2 fr. la boîte.

Capsules tœnifuges, voir *Vermifuges*.

Carreau, voir *Adénite*.

Catarrhe pulmonaire, voir *Asthme*.

Catarrhe ou *Emphysème pulmonaire*.

Causé par la dilatation permanente du poumon et par une secrétion filante. L'oppression est permanente avec expectoration. Nous envoyer des crachats que nous soumettrons à une analyse gratuite dans notre clinique.

Chancre, voir *Syphilis*.

Choléra.

Maladie épidémique et contagieuse causée par un microbe.

Chute des cheveux, voir *Alopécie*.

Cigarettes antiasthmatiques.

S'emploient pour combattre efficacement les accès et les crises d'asthme. Prix : 1 fr. 50 la boite de 24 cigarettes.

Coliques.

Douleurs violentes siégeant dans l'abdomen. Appliquer des cataplasmes émollients arrosés de quelques gouttes de laudanum.

Coliques des nouveaux-nés.

L'enfant crie, tortille ses membres inférieurs et rend des gaz. Onction sur le ventre avec une flanelle chaude imbibée d'huile de camomille camphrée. Dans le cas où l'enfant y serait sujet lui faire prendre notre *Sirop anticonvulsif*, voir ce mot.

Coliques hépatiques.

Causées par le passage d'un calcul biliaire du foie à

l'intestin. Douleur très violente du côté droit et au creux de l'estomac, souvent jaunisse. Régime du lait et faire prendre un verre d'huile d'olive.

Coliques néphrétiques.

Causées par le passage d'un calcul dans le canal qui va du rein à la vessie. Vive douleur irradant des lombes à l'aîne, urines sanglantes. Consulter un médecin, ou écrire à notre clinique.

Compère-loriot (*orgelet*).

Petit furoncle du bord de la paupière. Lavage des yeux à l'eau de sureau ou de camomille boriquée petits cataplasmes émollients.

Congestion cérébrale, voir *Apoplexie*.

Congestion pulmonaire, voir *Phtisie*.

Conjonctivite.

Inflammation de la conjonctive, sensation de sable sous les paupières, rougeur vive entourant la partie de l'œil et faisant parfois bourrelet, larmoiement. Voir le médecin ou écrire avec amples détails.

Constipation.

Difficulté, irrégularité, rareté des gardes-robes. La constipation prolongée entraîne le ballonnement du ventre, pesanteur à l'anus, rougeur de la face, etc. Voir plus loin *Purgatifs*.

Convalescence.

Etat d'une personne relevant de maladie. Prendre des

toniques et fortifiants : *Quinquina J.-A. Réaux, Sirop Iodo-tannique phosphaté*. Voir ces mots.

Contusions.

Résultat d'une pression sur le corps sans altération de la peau : bleu, bosse, ecchymose. Appliquer des compresses d'arnica et d'eau blanche.

Convulsions des enfants.

S'observent surtout chez les enfants très jeunes. Leurs causes sont le plus souvent la dentition, les vers, une frayeur, les troubles digestifs, etc. Farine de moutarde aux jambes et *Sirop anticonvulsif*. Voir ce mot.

Coqueluche.

Maladie contagieuse caractérisée par des accès de toux spsamodiques avec reprises. Guérison radicale assurée par notre *Sirop contre la coqueluche*. Voir ce mot.

Cor aux pieds.

Epaississement circonscrit de l'épiderme ayant au centre une petite tête qui entre dans la peau. Voir *Topique contre les cors*.

Coryza (rhume de cerveau).

Inflammation de la muqueuse nasale. Voir *Poudre Nazaline*.

Couperose (acné rosacé, rosée).

Siège à la figure, surtout sur les pommettes et aux ailes du nez. Voir *Peau* (Maladies de la).

Coupures, voir *Plaies*.

Ne sont pas graves lorsqu'il n'y a pas eu d'artère atteinte ; en cas d'artère atteinte appeler immédiatement le médecin. Pour les coupures simples, voir *Lis*.

Courbatures.

Se présentent quand le corps est surmené soit par excès de travail, soit par l'approche d'une maladie. Voir *Surmenage*.

Crachements de sang, voir *Phtisie*.

Crampes.

Contraction douloureuse des muscles. Se frictionner la partie endolorie avec de l'alcool camphré.

Crampes d'estomac.

Sensation douloureuse au creux de l'estomac. Voir *Estomac*.

Croûtes laiteuses ou *gourme*.

Existent sur la tête des jeunes enfants. Lavage à l'eau de son et onction à la vaseline boriquée.

Cystite ou *Catharre* de la vessie.

Inflammation du col de la vessie. Consulter un médecin ou écrire à notre clinique.

Dartres, voir *Peau* (*maladies de la*).

Démangeaisons, voir *Peau* (*maladie de la*)

Dents.

Pour préserver l'émail des dents et éviter la carie, faire usage de nos *Dentifrices, poudre et élixir*. Voir ces mots.

Diabète.

La caractéristique est la présence du sucre dans les urines. Régime lacté, s'abstenir de féculents. Nous envoyer un échantillon d'urine dont nous ferons l'analyse et nous vous enverrons avec le résultat le régime à suivre.

Diarrhée (*dévoiement, entérite*).

1° Chez l'enfant. Diète absolue. Eau de Vals, tenir le ventre chaud et appeler le médecin.

2° Chez l'adulte. Un purgatif, et diète absolue. Décoction de ratanhia et bismuth.

Douleurs, voir *Rhumatismes*

Dragées hémostatiques.

Se prennent pour arrêter les crachements de sang, les saignements de nez, les pissements de sang et les règles trop abondantes à la dose de quatre par jour, deux le matin, deux le soir. Prix : 2 fr. 50 le flacon.

Dyssenterie.

Irritation avec ulcérations du gros intestin, amenant des selles glaireuses, puis sanguinolentes, enfin rouges. Pronostic grave. Consulter un médecin.

Dyspepsie.

Trouble de la digestion. Voir *Estomac.*

Echauffement, V. *Blennorragie et Constipation.*

Ecorchures, voir *Plaies.*

Efforts, voir *Courbatures, Hernies.*

Eczéma, voir *Peau* (*maladie de la*).

Eruption dartreuse pouvant amener des excoriations, des ulcérations, des fissures. Voir *Peau* (*maladies de la*).

Elixir digestif.

Cet Elixir, qui est une véritable liqueur de table, est sans rival pour combattre tous les troubles de l'estomac. Prix : 3 fr. le flacon.

Elixir vermifuge, voir *Vermifuges.*

Embarras gastrique.

Maladie de l'estomac se traduisant par un malaise général avec manque d'appétit, dégoût des aliments, bouche pâteuse, nausées et quelquefois fièvre. Voir *Estomac.*

Entorse.

Prendre un bain et faire des massages à l'alcool camphré.

Epilepsie (mal caduc, haut-mal, etc.)

Maladie nerveuse se manifestant par une attaque avec chute, perte de connaissance. Voir *Attaque de nerfs.*

Eruptions. Voir *Peau* (*maladies de la*).

Estomac (*maladies de l'*).

Ce sont entre autres les gastralgies, gastrites, dyspepsie, catarrhe de l'estomac, qui toutes sont caractérisées par des accès douloureux, troubles digestifs, changement de caractère, etc. Le traitement de toutes ces maladies variant suivant chaque cas, nous conseillons à nos lecteurs de nous écrire longuement en nous expliquant tous leurs malaises et nous leur ferons parvenir le plus rapidement possible le traitement rationnel et efficace à suivre pour obtenir une prompte guérison.

Evanouissements.

Perte de connaissance incomplète (défaillance) ou complète (syncope). Proviennent ordinairement d'anémie ou de faiblesse; dans ces deux cas prendre chaque jour du *Quinquina du Pr J.-A. Réaux.*

Farine lactée phosphatée.

C'est un aliment complet que nous ne saurions trop recommander pour les enfants dont il fortifie la charpente osseuse, facilite la pousse des dents. Les personnes qui nourrissent, celles qui sont surmenées par le travail, les convalescents se trouveront bien de son emploi journalier ; la grande boîte, prix : 2 fr.50.

Fétidité d'haleine.

Provient soit de mauvaises digestions, soit de la carie des dents ou encore d'une affection nasale. Voir *Dents* et *Estomac.*

Fièvres intermittentes.

Caractérisées par des accès qui se montrent à des intervalles égaux avec frissons, chaleurs sèches, sueurs, etc. Prendre un cachet de quinine une heure avant celle de l'accès.

Fièvre de lait.

Se produit souvent après l'accouchement, à la montée du lait et surtout au moment du sevrage. Prendre un *purgatif* (voir ce mot), de la *Tisane antilaiteuse* (voir ce mot) et faire des onctions du sein avec de la pommade camphrée.

Fièvre muqueuse, Fièvre typhoïde.

Maladies transmises par l'eau contaminée, consulter le médecin.

Fissure à l'anus. Voir *Hémovarine.*

Fistule à l'anus. Voir *Hémovarine.*

Flueurs blanches.

Ecoulements qui, chez les femmes de tout âge, peuvent se produire à la vulve. Injections chaudes matin et soir avec la *Lotion intime* des dames, 2 fr. le flacon et lorsqu'elles proviennent d'anémie, faire usage de notre *solution ferrugineuse* (voir ce mot).

***Fluxion de poitrine*.** Voir ***Pneumonie*.**

Foie (*maladies du*), (***cirrhose***).

Ces maladies pouvant avoir des conséquences graves, consulter le médecin ou écrire à notre clinique avec beaucoup de détails. En attendant régime lacté, tisanes diurétiques.

***Fractures*.**

Au moment de la chute, craquement puis douleur violente à un point, impotence du membre, contusion (bleu), gonflement, déformation caractéristique, mobilité contre nature et bruit de frottement. Faire des applications d'eau blanche et appeler immédiatement le médecin.

Furoncle (*clou*).

Petite induration cutanée qui s'enflamme et s'emplit de pus. Pansements humides à l'eau boriquée chaude et cataplasmes émollients.

***Gale*.**

Maladie de la peau produite par un microbe. 1° Prendre un bain sulfureux ; 2° frictions prolongées avec la *Pommade antipsorique* (voir ce mot) ; 3° le lendemain, lavage énergique au savon noir.

***Ganglions*.** Voir ***Adénite*.**

***Gastralgie*.** Voir ***Estomac*.**

***Gastrite*.** Voir ***Estomac*.**

Gastro-Entérite. Voir ***Diarrhée.***

Gerçures.

Petites crevasses produites par le froid. Pour les mains et les pieds nous avons *l'onguent Styrax* (voir ce mot). Pour le sein, dont les gerçures sont plus délicates, dans la crainte de nuire à la santé des bébés on doit employer notre *Baume des nourrices*. Voir ce mot.

Gingivite.

Inflammation des gencives. Se rincer la bouche avec une décoction de cochléaria ou de quinquina.

Glandes. Voir ***Adénite.***

Gourme.

Pustules suppurantes dont le contenu forme en s'épanchant de larges croûtes jaunes. Maladie contagieuse et inoculable. Prendre du *Sirop Iodo-tannique phosphaté* (voir ce mot) et application sur les plaies d'une pommade au calomel (nous écrire).

Goutte.

Maladie constitutionnelle, héréditaire, causée par l'accumulation de l'acide urique dans le sang. Prendre des boissons diurétiques et de la *Solution antigoutteuse du Dr Coudrain*. Prix : 2 fr.50 le flacon.

Graisse de castor.

Ce produit est le plus actif connu jusqu'à ce jour pour guérir radicalement toutes douleurs, rhumatisme, lumbago, entorse, foulures, etc. Faire une onction matin et soir avec une flanelle chaude laissée en place. Prix: fr. 50. Si parmi nos aimables lecteurs, il se trouvait des personnes qui puissent nous procurer des castors, nous les prévenons que nous en sommes acheteurs ; la grande vente de ce produit faisant que nous sommes toujours à la recherche d'animaux.

Gravelle. Voir ***Pierre.***

Grippe ou ***Influenza.***

Maladie épidémique caractérisée par mal de tête, prostration, courbature, coryza, laryngite et bronchite. Prendre du *Miel des Vosges* du professeur Réaux.

Hémorrhagie. Voir ***Coupures, plaies, crachements de sang, vomissements de sang.***

Hématurie (*pissements de sang*).

Coloration de l'urine en rouge par le sang. Maladie dangereuse. Nous écrire en nous envoyant un échantillon d'urine.

Hémoptysie. Voir ***Crachements de sang.***

Hémorroïdes.

Varices des veines de l'anus. Voir *Hémovarine.*

Hémovarine.

Traitement et guérison infaillible des varices, varicocèles, hémorroïdes, accidents du retour d'âge, constipations et toutes dilatations congestions, ou inflammations veineuses.

Cette tisane, composée de plantes aromatiques, diurétiques, laxatives, hémostatiques et antihémorroïdales, est un puissant régulateur de la circulation sanguine ; son action tonique contracte les vaisseaux, arrête les hémorrhagies ; elle redonne de la vigueur et de l'élasticité aux tuniques vasculaires et en empêche la dilatation, c'est-à-dire la varice et par conséquent l'ulcère variqueux ; elle arrête la formation de la varice anale qui n'est autre que l'hémorroïde, souvent le résultat de la constipation, elle évite enfin par son pouvoir éminemment puissant de régulateur des fonctions circulatoires tous les accidents (troubles, vertiges, etc.), de l'âge critique ou retour d'âge. Prix du paquet par la poste : 1 fr., les six : 5 fr. — Mode d'emploi : Faire macérer le contenu du paquet dans un litre de bon vin blanc, et filtrer après quatre jours de macération ; en prendre trois verres à liqueur par jour, avant le repas.

Dans les cas graves d'ulcères ou d'hémorroïdes prière d'écrire en précisant, pour recevoir franco, par retour du courrier, la « Pommade infaillible » pour la guérison radicale, contre mandat-poste de 2 fr. (nombreuses attestations médicales).

Le traitement complet, pommade et six paquets : 6 fr.

Hernies.

Grosseur formée par les viscères de l'intestin qui s'échappent à travers les parois. Appeler le médecin.

Herpès.

Affection de la peau sous forme de petits boutons. Voir *Peau*.

Hydropisie.

Enflure des membres et surtout des jambes avec

épanchement d'eau dans le ventre. Dans ce cas faire des infusions de marrube, en boire en grande quantité. Voir Reine des prés.

Hystérie.

Maladie nerveuse ayant des manifestations très différentes. Douches froides et *Pilules anti-nerveuses* (voir ce mot).

Indigestion.

Pesanteur au creux de l'estomac, malaise, renvois, nausées, vomissements. Prendre une infusion chaude de camomille, menthe, mélisse ou tilleul.

Influenza, voir *Grippe*.

Injection infaillible.

A la suite de nombreux essais probants, nous la recommandons tout spécialement à nos lecteurs. Elle guérit sans retrécissement, ni douleurs, les écoulements les plus invétérés : en prendre deux par jour. Prix : 3 fr. 50 le flacon.

Jaunisse ou *Ictère.*

Coloration jaune des téguments par le passage de la bile dans le sang. Purgatifs légers, régime lacté et bicarbonaté.

Larmoiement.

Provient souvent de l'obstruction des fosses nasales. Priser de la *Poudre nazaline* (voir ce mot).

Laryngite.

Inflammation du larynx aiguë ou chronique. Faire des

fumigations de bourgeons de sapin ou d'eucalyptus, faire des gargarismes avec de la feuille de ronce et prendre du *Miel des Vosges* du professeur Réaux (voir ce mot).

Lotion antiparasite.

Cette lotion, qui évite de couper les cheveux des enfants, permet en deux applications de détruire totalement tous les parasites de la tête. D'une odeur agréable, complètement inoffensive, ne tachant pas le linge, elle remplace avantageusement l'onguent gris pour détruire les autres parasites. Prix : 1 fr.50 le flacon.

Lotion Gédé.

Régénérateur de la chevelure. Arrête rapidement la chute des cheveux et les fait repousser abondants et soyeux. Son usage journalier entretient la chevelure souple et brillante. Mode d'emploi : une bonne friction tous les jours avec une petite brosse à la base des cheveux. Prix : 3 fr. le flacon.

Lotion intime.

Supprimer les caustiques qui altèrent les muqueuses et les produits à base de mercure qu'il est toujours dangereux d'employer, tel est le but que nous nous sommes efforcés d'atteindre en composant notre lotion pour la toilette intime des dames. Ce produit, tiré exclusivement d'essences végétales, assure une guérison certaine des métrites, flueurs blanches, échauffements et toute autres inflammations de la matrice. — Son usage journalier tonifie et fortifie toutes les parties secrètes de la femme, condition essentielle d'une parfaite santé. Mode d'emploi : Une cuillerée à soupe dans un litre d'eau chaude matin et soir en injection. Prix, 1 fr. 50 le flacon.

Lumbago, voir ***Graisse de castor***.

Lymphatisme.

Etat caractérisé par la mollesse des chairs, la transparence de la peau, la blancheur du teint. Prendre du *Quinquina J.-A. Réaux* et du *Sirop Iodo-tannique phosphaté* (voir ces mots).

Maladies secrètes, maladies spéciales.

Ces maladies, occasionnées par un microbe, sont contagieuses. Nombreuses sont les personnes qui, atteintes de maladies secrètes, n'osent les avouer. Les unes ne se soignent pas à temps et leur maladie, bénigne d'abord, peut en s'aggravant déterminer de graves désordres dans leur santé ; d'autres suivent les remèdes que leur indique le premier venu et s'exposent ainsi soit à aggraver leur cas, soit à des rechutes toujours sérieuses. Toute personne atteinte d'une maladie secrète doit songer avant tout que, faute de soins éclairés et d'une guérison radicale, elle ruine non seulement sa santé, mais expose encore celle des personnes qui l'approchent et même par la suite celle de ses enfants. Combien d'enfants naissent malingres et se ressentent toute leur vie d'une maladie que leur père peut avoir eue bien longtemps avant leur naissance.

C'est pourquoi nous nous tenons à l'entière disposition de nos lecteurs pour toutes les maladies secrètes ; qu'ils nous écrivent sans crainte, qu'ils nous expliquent leur mal, le temps depuis lequel ils souffrent, qu'ils ne craignent pas de nous donner trop de détails et nous leur ferons parvenir le traitement approprié avec son mode d'emploi et les soins à prendre, sans que rien dans notre envoi puisse en faire connaître l'origine.

Méningite.

Céphalalgie frontale intense, vomissements, constipation opiniâtre avec le ventre rétracté.

Fièvre intense avec convulsions ou coma, paralysie temporaire ou permanente.

Appeler d'urgence le médecin.

Miel des Vosges du Prof. J.-A. Réaux.

Ce merveilleux produit résineux, qui nous a valu les plus hautes récompenses dans les différentes expositions et entre autres à l'exposition de Paris en mars 1905, et pour lequel nous arrive chaque année des milliers d'attestations, est le remède le plus souverain que nous puissions conseiller à nos nombreux lecteurs pour tous les cas de bronchite, asthme, coqueluche, toux, tuberculose et toutes les affections de la poitrine. C'est sans contredit les plus énergiques de toutes les pastilles tant vantées à la quatrième page des journaux.

Y goûter, c'est l'adopter.

Se méfier des nombreuses imitations inefficaces et plutôt nuisibles.

Nous faisons parvenir 1 kilog. contre mandat-poste de 4 fr. ; avec 1 kilog. une famille entière peut se soigner toute l'année (se prend comme un bonbon), un simple morceau gros comme une noisette dans la bouche guérit de suite le rhume, etc.

Ce produit est du miel, sapin, eucalyptus, menthol, codéine (la vente moyenne par jour du Miel du Professeur J.-A. Réaux est de 940 kilogrammes), comprises les expéditions dans toute la France.

Prix : domicile, une livre 2 fr. 50 ; un kilog., 4 fr.

Migraine.

Douleurs de tête par accès. Prendre un cachet d'antipyrine ou de pyramidon de préférence.

Morsures.

1° **de cheval**. Dangereuses à cause de leur étendue. Bains locaux chauds à l'eau boriquée.

2° **de chien**. Lavage de la plaie et dans le cas qu'il soit suspect, cautérisation à l'ammoniaque ; s'il est atteint de la rage, traitement à l'Institut Pasteur.

3° **de serpent**. Ligature serrée au-dessus de la plaie. Succion de la plaie, cautérisation au fer rouge ou mieux avec le *Topique anti-venimeux* (voir ce mot).

Muguet.

Affection de la bouche, contagieuse, s'observe surtout chez les tout jeunes enfants. Lavage de la bouche à l'eau bicarbonatée.

Neurasthénie.

Maladie causée par une grande faiblesse nerveuse. Prendre des fortifiants, *Quinquina J.-A. Réaux* (voir ce mot).

Obésité.

Hypertrophie généralisée du tissu adipeux de l'économie. 1° Massage. 2° Traitement ioduré. 3° Capsules thyroïdes. Nous écrire à ce sujet.

Ongle incarné.

Gratter le dessus de l'ongle et isoler le côté incarné de la chair avec un tampon de coton hydrophile ou du papier d'étain.

Onguent Styrax.

Le meilleur, le plus actif et le plus cicatrisant de tous les remèdes pour toutes sortes de crevasses. Se vend en pot de 0 fr. 50 et de 1 fr. dans toutes les pharmacies.

Orchite.

Inflammation du testicule à la suite de blennorragie, oreillons, coup, effort, etc.

Repos absolu, faire un bandage des parties et onction à l'onguent mercuriel. Nous écrire.

Orgelet, voir *Compère-loriot*.

Oreilles (*maux d'*).

Les maladies de l'oreille sont toujours très sérieuses. Elles sont si nombreuses que nous ne saurions indiquer tous les traitements ; aussi nous prions nos lecteurs de nous écrire longuement.

Oreillons.

Maladie contagieuse caractérisée par le gonflement de la région parotidienne.

Entourer la gorge du malade avec de la laine de mouton non lavée (avec son suint), le tenir au chaud, prendre des tisanes émollientes.

Panaris.

Inflammation du doigt qui demande à être sérieusement soignée car elle peut amener la carie de l'os ou le phlegmon. Cataplasme de farine de lin ou employer le remède indiqué au mot *Poireau*.

Paquets vermifuges, voir ***Vermifuges***.

Paralysie.

Les paralysies doivent être traitées par le médecin, nous écrire à ce sujet avec amples détails.

Pastilles vermifuges, voir ***Vermifuges***.

Peau (*maladies de la*).

Toutes les maladies de la peau (eczéma, herpès, rougeurs, dartres, etc.) sont les conséquonces d'une impureté du sang, il y a donc lieu de prendre des dépuratifs tels que le *Quinquina J-A. Réaux* (voir ce mot), ou d'une constipation opiniâtre ; dans ce cas prendre des *Purgatifs* (voir ce mot).

Si le traitement interne ne suffit pas, nous conseillons de nous écrire pour la pommade que l'on devra employer à l'extérieur.

Pelade.

Maladie du cuir chevelu et de la barbe occasionnée par un microbe.

Application locale de teinture d'iode ou nous écrire pour l'envoi de notre mixture qui guérit radicalement en quatre jours.

Pellicules, voir ***Lotion Gédé***.

Pertes.

Repos absolu. Injection à la feuille de noyer ou mieux avec notre *Lotion intime* (voir ce mot).

Pertes séminales.

Perte involontaire du sperme ou de la semence. Indice d'une grande faiblesse, prendre des fortifiants tels que le *Quinquina du professeur J.-A. Réaux* (voir ce mot) et en cas de continuation nous écrire.

Péritonite.

Inflammation du péritoine. Maladie grave. Appeler le médecin.

Pilules antinerveuses.

Se recommandent tout spécialement pour toutes les personnes atteintes de troubles nerveux (attaques de nerfs, mal caduc, cauchemars, etc.). L'étui, 3 fr. pour se traiter pendant trois mois.

Pilules emménagogues.

Ramènent, régularisent et facilitent les règles là où les infusions d'absinthes et d'autres emménagogues n'auraient produit aucun effet. Prix : 3 fr.

Comme les irrégularités des règles sont la conséquence souvent d'un état général d'affaiblissement, il serait bon de nous écrire à ce sujet.

Phtisie pulmonaire ou *Tuberculose.*

Développement du microbe tuberculeux dans le poumon. Cette maladie très grave est cependant curable. Pour calmer les quintes de toux et cicatriser les bronches, prendre du Sirop et du Miel des Vosges (voir ces mots).

Voir le médecin ou nous écrire en nous envoyant des crachats qui seront sérieusement analysés.

Pilules anti-bilieuses.

Nécessaires aux personnes atteintes de troubles dans les fonctions du foie ou de l'estomac (excès de bile).

Piqûres d'abeilles, guêpes, moustiques, etc.

Enlever le dard avec une aiguille d'acier propre, presser la plaie, et appliquer des compresses d'eau vinaigrée.

Pituite, voir *Estomac*.

Plaies.

Pour toutes sortes de plaies, la première chose à faire est de laver la partie atteinte avec un liquide antiseptique. Pour les faire cicatriser, suivant leur nature on emploiera des pansements soit à l'iodoforme, soit à l'eau boriquée.

Pleurésie.

Inflammation de la plèvre, maladie grave. Consulter un médecin.

Pneumonie.

Inflammation du poumon, maladie grave, consulter un médecin.

Pommade antiherpétique.

Se recommande spécialement pour toutes les maladies de la peau (dartres, acné, eczéma, herpès, etc.). S'emploie en onctions. Prix, 1 fr. 50 le pot.

Pommade antipsorique.

Remède infaillible pour la guérison de la gale. Quelques frictions de cette pommade suffisent. Prix, 2 fr. 50 le pot.

Poudre des Bébés.

Cette poudre impalpable légèrement parfumée, tonifie, rafraîchit et adoucit la peau. Elle est employée avec le plus grand succès contre les rougeurs, démangeaisons, etc., et surtout contre les irritations de la peau chez les jeunes enfants. Mode d'emploi : soupoudrer à l'aide d'une houppe ou d'un tampon de coton. Prix, 1 fr. 50 la boîte.

Poudre dentifrice.

Ses propriétés antiseptiques la rendent supérieure à toutes les poudres similaires. Elle raffermit les gencives et empêche la carie des dents. Prix, 1 fr. 50 la boîte.

Poudre digestive.

Elle est d'une efficacité remarquable dans toutes les affections de l'appareil digestif : gastrites, aigreurs, gonflements, etc. Dose : une cuillerée à café dans un peu d'eau trois ou quatre fois par jour. Prix, 2 fr. la boîte.

Poudre diurétique.

Facilite l'émission des urines, s'emploie pour toutes les maladies de la vessie et du canal urinaire. Dose pour un litre, 0 fr. 75.

Poudre laxative, voir *Purgatifs.*

Poudre Nazaline.

Dégage les muqueuses du nez, c'est le remède souverain contre le coryza. S'emploie en prises. Prix : 0 fr. 75 la boîte.

Purgatifs.

Les purgatifs sont des médicaments qui ont pour but de faire évacuer les impuretés qui séjournent dans l'intestin ou les résidus de secrétion de la bile. Les purgatifs, végétaux ou pharmaceutiques, sont très nombreux et leur emploi varie suivant l'âge ou la constitution du malade. Nous tenons à la disposition de nos lecteurs un certain nombre de purgatifs particuliers qui se recommandent par leur facilité à être absorbés.

1° Cachets purgatifs. Par leurs proportions restreintes et leur activité, se recommandent aux personnes qui ont de la difficulté à prendre une purgation. Prix : 0 fr. 60.

2° Elixir purgatif. Sorte de chartreuse purgative très agréable à boire et d'une grande efficacité. Prix : 1 fr. 25.

3° Purgatif Gédé. Purgatif salin très rafraîchissant, facile à prendre, ne donnant jamais de coliques. La dose, 0 fr. 50.

4° Pilules purgatives. Nous les recommandons surtout pour les personnes habituellement constipées à la dose de une ou deux par jour suivant effet. Prix : 1 fr. 50 la boîte.

5° Poudre laxative exclusivement végétale, maintient le corps libre sans forcer à suspendre ses occupations. Prix, 2 fr. le flacon.

6° Sucre vanillé purgatif. Purge très active et très agréable à prendre dans une tasse de café. Prix : 0 fr. 75.

7° Thé purgatif. S'emploie surtout comme rafraîchissant et dépuratif. Dose : une tasse le matin ou le soir. Prix : 0 fr. 75 la boîte.

Pour les enfants nous avons des purgatifs légers (tablettes de chocolat, biscuits, etc.)

Nota. Après l'absorption d'un purgatif, nous recommandons à nos lecteurs de boire beaucoup (thé léger, bouillon aux herbes, etc.)

Quinquina du Prof. J.-A. Réaux.

Dans un but humanitaire, le professeur J. Réaux a établi un merveilleux quinquina dépuratif préparé par M. G. Dupont, pharmacien. Il est composé de gentiane, coca, kola, douce-amère, quinquina gris, petite centaurée, genièvre, absinthe et douze plantes aromatiques, que le public préparera lui-même en faisant macérer le tout (dose pour un litre) dans un litre de vin blanc ou rouge, pendant deux jours, ensuite le filtrer, le sucrer et en prendre un petit verre, matin, midi et soir. Se recommande aux personnes relevant de maladie, pâles couleurs, chlorose, étourdissements, anémie, enfants chétifs, et dont tout le monde a besoin pour tamiser le sang, lui enlever ses mauvaises humeurs, ses âcretés, pour exciter l'appétit et faire disparaître toutes maladies.

Ce quinquina est laissé au prix coûtant : 0 fr. 30 le paquet, dose pour un litre, pris rue Dubesme, 82 ; l'on expédie par la poste ; joindre 0 fr. 05 par paquet. Essayez, vous serez surpris. Ecrivez, on expédiera. Ce quinquina rendra des services inoubliables, car il est vraiment merveilleux. Notre vente dépasse 23.000 paquets par jour ; il est vrai que nous ne prélevons aucun bénéfice sur cette vente.

Rhumatismes.

Inflammation des tissus des organes de la locomotion. Nous ne pouvons conseiller aucun meilleur remède que la *Graisse de castor* (voir ce mot) avec laquelle on a obtenu des résultats merveilleux.

Rhume.

Prendre des tisanes pectorales et émollientes. Notre

Miel des Vosges du professeur J.-A. Réaux est plus énergique puisqu'il guérit radicalement.

Rob dépuratif.

Ce dépuratif rafraîchissant par excellence, est le médicament le plus efficace dans toutes les affections de la peau qui ont pour cause une altération du sang et se manifestent sous la forme de clous, boutons, dartres, maux d'yeux, scrofules, etc. Prix, 2 francs.

Rougeole.

Fièvre éruptive contagieuse très commune dans l'enfance. Infusions de bourrache et boissons chaudes. Tenir au chaud.

Rougeurs.

Constituent au visage une des formes de l'acné. Voir *Peau* ou *Rob dépuratif.*

Scarlatine.

Fièvre éruptive contagieuse. Même traitement que pour la rougeole (voir ce mot).

Sciatique.

Névralgie du nerf sciatique, tronc nerveux principal des membres inférieurs. Massage avec la *Graisse de castor* (voir ce mot) et nous écrire.

Scrofule, voir *Lymphatisme.*

Sirop antiscorbutique.

Ce sirop, à base de raifort, est employé avec succès

contre la gourme, les ganglions engorgés et toutes les maladies scrofuleuses des jeunes enfants. Prix, 3 fr. 50 le litre.

Sirop béchique pectoral.

Ce sirop, calmant et adoucissant, est recommandé dans toutes les affections des bronches. Prix : 1 fr. 50 le flacon.

Sirop de bromure de calcium.

Souverain contre les maladies de la première enfance (colique, diarrhée, coqueluche, insomnie, convulsions, etc. Prix, 2 fr. le flacon.

Sirop contre la *coqueluche.*

Spécialement composé pour les enfants, guérit rapidement et radicalement la coqueluche. Prix, 1 fr. 50 le flacon.

Sirop de *dentition.*

Employé en frictions sur les gencives il calme les douleurs et facilite la sortie des dents chez les enfants. Prix, 1 fr. 50 le flacon.

Sirop iodo-tannique phosphaté.

Ce sirop remplace avantageusement l'huile de foie de morue. Il fortifie les tempéraments faibles et lymphatiques. Il est infaillible dans le rachitisme et les diverses affections du sang. Prix, 2 fr. le flacon.

Sirop au *Miel des Vosges.*

Spécifique infaillible contre toutes les affections des bronches et du poumon (tuberculose). Prix, 2 fr. le flacon.

Solution antigoutteuse du docteur Coudrain.

Cette solution, ainsi que son nom l'indique, est le remède souverain contre toutes les affections goutteuses et rhumatismales. Prix, 3 fr. le flacon.

Solution ferrugineuse.

Souveraine contre l'anémie, la chlorose, facilite la formation des jeunes filles. Facile à digérer et ne constipant pas. Prix, 3 fr. le flacon.

Sucre purgatif vanillé, voir *Purgatifs.*

Sueurs nocturnes, voir *Phtisie.*

Surmenage.

Provient de grandes fatigues. L'usage du Quinquina du professeur J.-A. Réaux est tout indiqué.

Syncope, voir *Evanouissement.*

Syphilis (*Vérole*).

La syphilis est une maladie contagieuse qui se prend par contact et se transmet héréditairement. Voir *Maladies secrètes.*

Teigne.

Lésions causées par divers champignons parasites. Même traitement que pour la pelade (voir ce mot).

Ténia ou *ver solitaire.*

Ver plat, en forme de ruban, à tête très petite. Nous garantissons l'expulsion radicale en deux heures de ce ver par l'emploi de nos pilules tœnifuges. Prix, 5 fr. le flacon. Nombreuses attestations médicales.

Thé purgatif, voir *Purgatifs*.

Tisane antilaiteuse.

Cette tisane est indispensable à toutes les nourrices au moment du sevrage pour tarir la sécrétion du lait et empêcher les engorgements des seins. Prix, 1 fr. la boîte.

Tisane des Kakers.

Préparée par le médecin d'herbes T.-B. Ewans de Lincoln (Amérique). Seule approuvé par plusieurs docteurs en médecine. Dépositaire, G. Dupont, à Paris, 82, rue Duhesme (XVIIIe), Ville de Paris, 1905, médaille d'argent.

S'emploie avec succès contre digestions lentes et pénibles, constipation, étourdissements, retour d'âge, crampes d'estomac, migraines, maux de cœur, coliques, embarras gastriques, douleurs, maladies de la peau, vices du sang, rougeurs. Elle fait transpirer par sueur et par urine. Son usage n'exige aucun régime, aucun changement à ses habitudes. Remplace avantageusement le café.

En faire usage est une garantie de bonne santé, guérit la grippe et l'influenza.

Mode d'emploi : une petite pincée infusée dans l'eau bouillante sucrée légèrement. Se boit le plus chaud possible, à toute heure, principalement le soir en se couchant et en se levant ; avec du lait, elle constitue le meilleur déjeuner aux personnes faibles.

Recommandé surtout aux enfants. Prix, 0 fr. 50 la boîte. Envoi franco dans toute la France contre mandats ou timbres-poste adressés à M. G. Dupont, pharmacien, 82, rue Duhesme, Paris.

Topique antivenimeux.

Indispensable à toutes les personnes (agriculteurs, bûcherons, chasseurs, etc.) exposées à la morsure des serpents ou des autres animaux venimeux. Prix, 1 fr. le flacon.

Topique contre les cors.

En passer une couche chaque soir sur la partie cornée, prendre un bain de pieds au bout de quatre ou cinq jours et enlever le cor avec l'ongle. S'emploie aussi contre les durillons, œils de perdrix, etc. Prix, 1 fr. 25 le flacon.

Torticolis.

Onctions à l'huile camphrée et beaucoup de chaleur.

Toux, voir *Miel des Vosges*.

Transpiration des pieds.

Demander notre Poudre spéciale. Prix, 1 fr. 50 la boîte.

Ulcères variqueux, voir *Hémovarine*

Urticaire (*fièvre ortiée*).

Eruption d'efflorescences s'accompagnant de vives démangeaisons semblables à celles produites par le contact de l'ortie. Prendre de la quinine, boire de l'eau de Vichy, se purger et pour diminuer les démangeaisons se saupoudrer avec la *Poudre des Bébés* (voir ce mot).

Varices.

Dilatation des veines, surtout des jambes. Voir *Hémovarine.*

Variole ou *petite vérole.*

Fièvre éruptive, contagiense, épidémique. Consulter un médecin.

Vermifuges.

Suivant l'âge et la facilité que les enfants ont à prendre des médicaments, nous avons de nombreux vermifuges en cachets, capsules, élixir, paquets, pastilles, etc. Nous écrire avec de longues explications sur le genre de vers.

Vérole (*Syphilis*), voir *Maladies secrètes.*

Verrues.

Excroissances cutanées arrondies produites par une hypertrophie du corps papillaire (poireaux). Se servir de notre *Topique contre les cors* (voir ce mot).

Vers intestinaux, voir *Vermifuges.*

Vomissements.

Acte par lequel les matières contenues dans l'estomac sont violemment rejetées. Voir *Estomac.*

Yeux (*maladies des*).

Voir le médecin ou nous écrire avec beaucoup de détails.

CHAPITRE IV

CONSEILS AUX MERES DE FAMILLE

HYGIÈNE DE L'ENFANCE

Une mère peut compromettre par ignorance la santé de son enfant; c'est pourquoi dans ce chapitre nous allons lui donner quelques bons conseils pour lui faciliter sa tâche et la mettre en garde contre de trop nombreux préjugés.

Berceau.

Le berceau de l'enfant devra être placé dans une chambre bien aérée et aussi claire que possible. Il devra être disposé de façon que la lumière lui arrive sur le côté : le jour de face l'éblouirait et par derrière le fatiguerait gravement, l'enfant ayant une tendance à regarder la lumière.

L'enfant, dès les premiers jours, doit être habitué à s'endormir malgré le bruit; on doit le mettre tout éveillé dans le berceau et ne pas chercher à l'endormir en le berçant, ce qui est plutôt préjudiciable à sa santé.

Les couvertures devront être légères, suffisantes pour le garantir du froid et la température de la chambre de 16 à 20 degrés. La paillasse se composera de feuilles de maïs, de fougères ou de paille d'avoine.

Nourriture.

L'alimentation peut se faire par l'allaitement naturel ou artificiel.

L'allaitement naturel est de beaucoup le meilleur. Le lait de la mère est préférable, mais comme beaucoup ne peuvent pas nourrir leur enfant, on le confie à une nourrice. Celle-ci doit remplir un certain nombre de conditions parmi lesquelles les plus importantes sont : qu'elle soit bien constituée, saine, bien portante ; que son lait ne soit pas de plus de deux ou trois mois (un lait plus vieux serait trop fort et nuirait au nouveau-né). La nourrice doit suivre un régime spécial. Sa nourriture doit être saine et abondante et nous ne saurions trop recommander l'usage de notre *Farine lactée phosphatée*, qui tout en augmentant la sécrétion du lait, répare les forces épuisées par la nutrition. Les boissons alcooliques doivent être proscrites.

La nourriture du bébé doit être autant que possible bien réglée : une tétée toutes les deux heures dans la journée, une dans la nuit vers minuit. Aussitôt la tétée terminée, remettre l'enfant dans le berceau.

L'allaitement artificiel ne doit être pratiqué que lorsqu'on ne peut user de l'autre. On s'adresse de préférence au lait de vache et comme il serait trop fort et indigeste pour l'enfant, on doit le couper avec un tiers d'eau d'orge qui vient de bouillir. On devra choisir un lait bien pur, stérilisé si possible. On ne saurait prendre trop de précautions pour la propreté de tous les ustensiles nécessaires ; la tétine devra être trempée chaque fois dans l'eau bouillante.

Jusqu'à huit mois, la nourriture de l'enfant devra être exclusivement lactée. Après on pourra commencer le sevrage. Comme c'est toujours une période critique pour lui, il faudra agir avec prudence. On commencera donc par ajouter aux tétées quelques petites bouillies faciles à digérer. Notre *Farine lactée phosphatée* est tout indiquée pour la préparation de ces bouillies.

Puis peu à peu on diminuera le nombre des tétées,

en augmentant la dose et la fréquence des bouillies et on pourra y joindre quelques petites soupes. On arrivera ainsi au sevrage définitif qui aura lieu vers le 16e ou 18e mois, si l'enfant se porte bien, et on lui fera prendre par jour quatre petits repas dans lesquels on fera entrer du bouillon, des œufs, des pommes de terre, de la viande tendre. On maintiendra le lait comme boisson. A quatre ans, l'enfant peut supporter la nourriture habituelle de la famille.

Au moment du sevrage, pour faire disparaître le lait, les mères et nourrices se trouveront bien de notre *Tisane antilaiteuse.*

Pesée.

Depuis longtemps l'utilité de peser les enfants en basâge est reconnue par les médecins. La balance permet mieux d'apprécier l'état de santé que la vue et le toucher. Pour bien effectuer la pesée, il faut faire soigneusement la tare des vêtements et choisir le même moment de la journée : un repas, une garderobe modifiant sensiblement le poids et pouvant amener des erreurs.

Peser tous les quinze jours pendant la première année, une fois par mois seulement la seconde.

Pendant les deux ou trois premiers jours, l'enfant perd de 100 à 200 grammes de son poids et ce n'est guère qu'à la fin de la première semaine qu'il a reconquis son poids initial.

On a reconnu que les augmentations du poids quotidien sont les suivantes pendant les douze premiers mois :

Un enfant pesant en moyenne 3 kilogrammes à sa naissance devra peser 11 kilog. 500 à deux ans.

Mois . . .	1	2	3	4	5	6	7	8	9	10	11	12
Augment.	30.6	31.	27.4	22.4	18.	14.8	12.8	11.4	11.	8.4	7.4	5.6

Dentition.

La sortie des dents se fait en 5 poussées que voici :

Poussée	DENTS QUI SORTENT	DÉBUT MOYEN	Durée moyenne
I	2 incis. médianes inf.	6 mois 1/2	10 jours
II	2 incis. médianes sup. 2 incis. latérales inf.	9 à 10 mois	1 mois
III	2 incis. latérales sup. 4 prémolaires	12 mois	1 à 2 mois
IV	Canines	18 à 19 mois	2 mois
V	4 molaires	24 mois	2 mois

Un enfant doit avoir :

à 15 mois . . . . . . 12 dents
à 21 mois . . . . . . 16 dents
à 36 mois . . . . . . 20 dents.

La dentition occasionne souvent des troubles dans la santé des enfants, la sortie des dents s'opère avec difficulté en occasionnant de grandes douleurs. Dans ces cas, nous ne saurions trop conseiller aux mères soucieuses du bien-être de leurs enfants, l'emploi de notre *Sirop de dentition* qui s'emploie en frictions sur les gencives. Son usage journalier calme les douleurs, amollit les gencives et permet la sortie plus facile des dents.

Bains.

Une propreté minutieuse est d'une grande importance pour la santé générale de l'enfant.

Aussitôt sa naissance, on doit lui faire prendre un bain de quelques minutes pour le nettoyer, on l'essuie ensuite avec beaucoup de soin. Au bout d'une quinzaine de jours, on doit lui faire prendre un bain chaque jour.

sauf en cas d'indisposition. L'emploi du son, de la sauge est tout indiqué pour ces bains.

La tête devra être toujours bien nettoyée avec de l'eau de son pour prévenir la formation de croûtes sur le sommet. Ces croûtes que la routine conseille de laisser sont au contraire très préjudiciables à la bonne santé.

Vêtements.

L'enfant doit avoir la tête peu couverte, les bras libres, les langes et le maillot peu serrés pour lui laisser la liberté de ses mouvements. Pour les enfants qui ont des rougeurs, des gerçures aux fesses et entre les jambes, l'emploi du talc ou mieux encore de notre *Poudre des Bébés* avec laquelle on les saupoudre, est tout indiqué.

Marche.

On doit porter le moins possible l'enfant, au contraire il est très bon de le mettre par terre sur un tapis ou une couverture, il acquiert ainsi plus de forces, et marche plus rapidement. Il doit du reste apprendre à marcher seul, par suite point de chariots, ni de lisières.

Vaccine.

La vaccine doit se faire dans les deux mois qui suivent la naissance et dès le huitième jour s'il y a épidémie de variole.

Le printemps et l'automne sont les meilleurs moments pour cela. Saupoudrer les bébés avec la *Poudre des Bébés*, qui évite les démangeaisons.

Vers intestinaux.

On observe ordinairement chez les enfants deux sortes de vers : les oxyures et les ascarides lombricoïdes.

Les premiers sont blancs, minces comme des fils, et déterminent des démangeaisons qui peuvent provoquer des convulsions. On se trouvera bien de lavements de glycérine et feuilles d'absinthe et de biscuits à la santonine ou de nos *Paquets et chocolat vermifuges.*

Les ascarides ont de 15 à 20 centimètres de long et ressemblent à des vers de terre. On les tue avec la mousse de Corse et un purgatif ou avec notre *Élixir vermifuge.*

Convulsions.

Dans les cas où les enfants seraient pris de convulsions causées soit par la dentition, soit par les vers, nous avons à la disposition des mères de famille notre *Sirop au bromure de calcium.*

Conseils généraux.

Les soins à donner aux jeunes enfants peuvent se résumer ainsi : une très grande propreté, de la lumière, de l'air (en évitant soigneusement les courants d'air), leur tenir le ventre libre sans excès (se méfier des diarrhées), un lait très pur, des maillots larges, pas d'excitations et surtout pas de ces frayeurs qui agissent toujours d'une façon néfaste sur leurs nerfs trop sensibles.

Voilà en un mot ce qu'une bonne mère de famille doit faire pour conserver une bonne santé à son enfant.

Professeur J.-A. Réaux.

CHAPITRE V

RECETTES VÉTÉRINAIRES

Ane. Mulet.

L'âne est sujet aux mêmes maladies que le cheval, mais par suite de sa constitution plus robuste et de sa

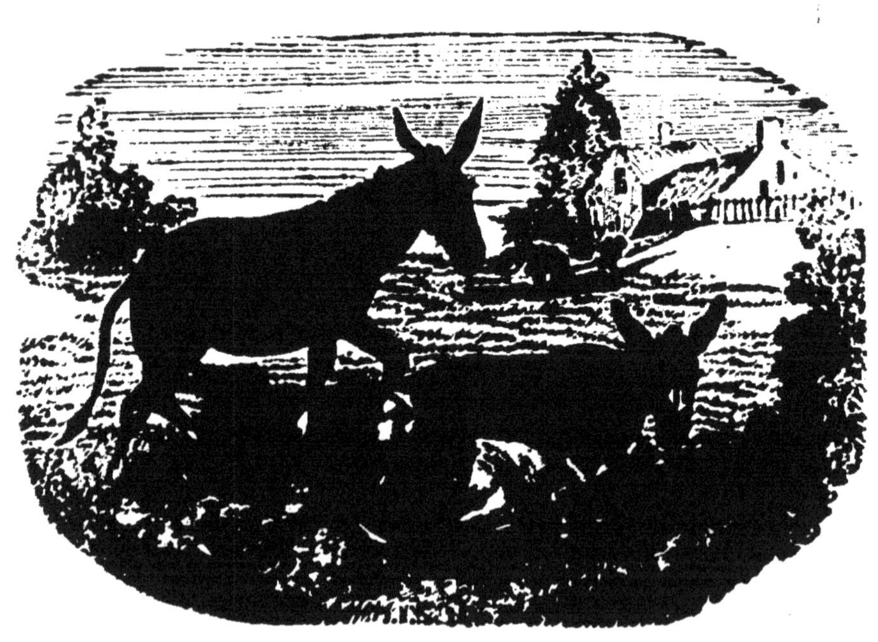

sobriété, il en est moins souvent atteint que ce dernier, (voir *Cheval*).

Bœuf. Vache.

Une des principales causes des maladies du bœuf est l'excès de travail.

On reconnait le plus ordinairement que le bœuf ou la vache est malade aux symptômes suivants : œil morne et triste, dégoût des aliments, tendance à rester couché.

Les principales maladies de la race bovine sont :

Les abcès. — Soit chauds (tumeur d'abord chaude et douloureuse et formation de pus) : cataplasmes de farine

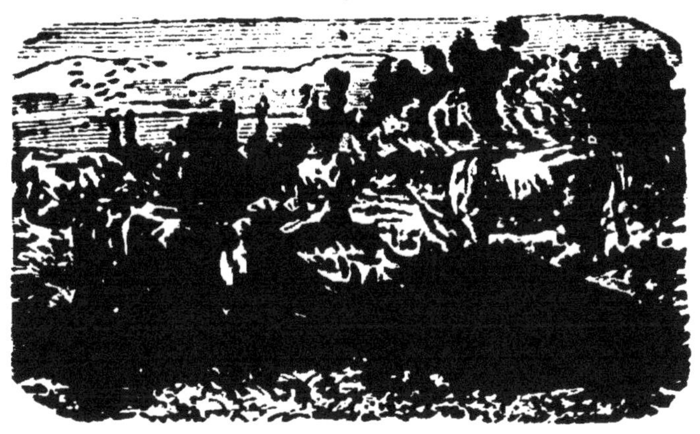

de lin à l'eau antiseptique et se servir de notre *Onguent maturatif*. Prix, 2 fr. 50 le pot. Puis quand l'abcès est mûr, incision par en bas et laver à l'aide d'injections antiseptiques. — Soit froids, frictions avec de l'onguent maturatif ; — soit profonds, appeler le vétérinaire car alors ils sont dangereux.

Le charbon. — Maladie contagieuse (déclaration obligatoire à la mairie). Séparer immédiatement les animaux malades, désinfecter l'étable. Pas de traitement. On peut prévenir cette maladie par l'inoculation du vaccin. Appeler d'urgence le vétérinaire.

Diarrhée. — Très meurtrière chez les veaux. Changer de nourriture. Breuvage d'eau de riz, lavements d'eau de son et amidon.

Entérite. — Inflammation d'intestin. Frictions à la farine de moutarde sous le ventre, lavements d'eau de graines de lin, purgation avec 500 gr. de sulfate de soude.

Fièvre aphteuse. — Affection contagieuse à déclaration obligatoire. Séparer les animaux malades, désinfecter l'étable, litière propre et sèche. Supprimer les aliments secs, donner des aliments verts, grains cuits, barbottages de son, etc. Laver les plaies de la bouche avec de l'eau vinaigrée au dixième, ou avec la lotion suivante : eau, 1 litre, miel 100 gr., acide chlorhydrique 5 gr. Enduire le pis des vaches de vaseline boriquée, graisser l'intervalle des onglons avec du goudron de Norvège, de l'huile de cade ou notre *Onguent siccatif* (prix, 2 fr. 50 le pot) Quand ils sont décollés, pansement avec de l'étoupe phéniquée.

Gale. — Tondre les animaux, les savonner et les frictionner avec notre *Pommade antipsorique vétérinare.* Prix, 3 fr. le grand pot.

Indigestion. — 1° gazeuse (météorisation). Faire prendre 30 gr. d'ammoniaque dans un litre d'eau salée et en cas de besoin ponction dans le flanc gauche. 2° par abus d'aliments, affection grave, purgation, administration toutes les deux heures d'un litre de café ou de camomille, lavements à l'eau de son.

Tuberculose. — Maladie contagieuse transmissible à l'homme. Dès les premiers symptômes livrer les animaux atteints à la boucherie, car plus tard lorsque la maladie serait plus générali[illegible] 'a viande serait refusée.

Chat.

La maladie des jeunes chats est identique à celle des

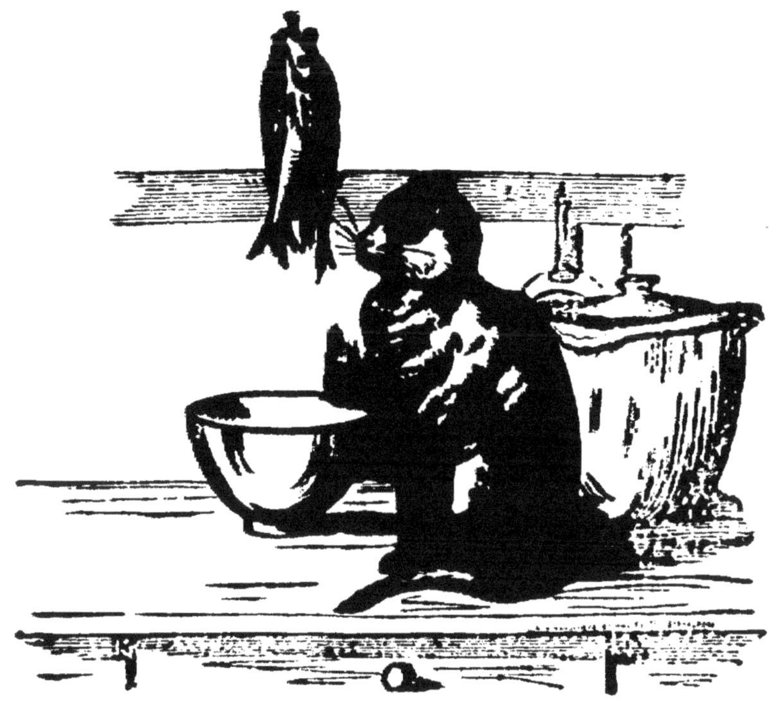

chiens (voir *Chien*), seulement les doses doivent être réduites au cinquième.

Cheval.

Les principales maladies du cheval sont : *Abcès*, voir *Bœuf*.

Angine. — Tenir chaudement. 8 grammes de kermès dans du miel, matin et soir, fumigations de goudron, boisson tiède. Couverture autour du cou.

Bronchite. — Sinapisme pendant 3 heures. Kermès 10 grammes matin et soir dans du miel. Fumigations de goudron. Couverture sur le dos.

Coliques. — Le meilleur conseil à donner est d'aller

chercher le vétérinaire. En attendant sa venue, promener le cheval, frictionner vigoureusement sous le ventre avec de la paille sèche. Breuvages de vin chaud avec 20 gouttes d'éther, lavements d'eau de savon. Couvrir avec des couvertures chaudes.

Couronné (cheval). — Bien nettoyer la plaie avec de l'eau phéniquée, puis appliquer de notre *Liniment Gédé*. (Prix : 2 fr. 50 le pot).

Entérite, (échauffuré). Barbotages de son, farine d'orge et graine de lin avec 100 gr. de sulfate de soude. Mettre l'animal dans une écurie chaude avec bonne litière.

Eparvin. — Tumeur à la base du jarret déterminant

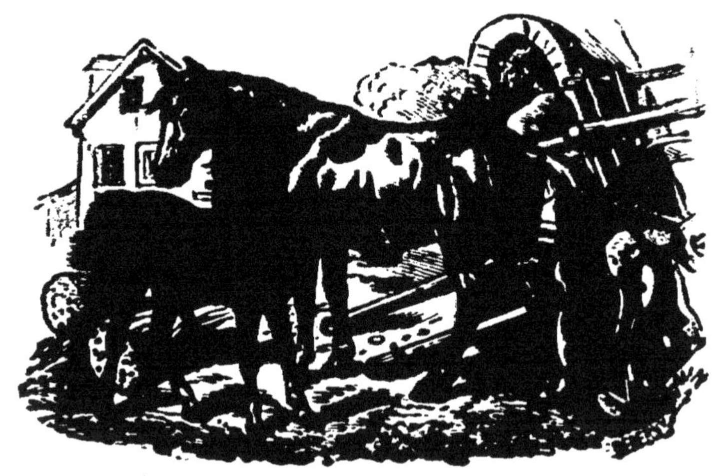

une boiterie plus ou moins accusée. Frictions de notre *onguent rouge Gédé*, (2 fr. 50), pointes de feu profondes. Dans le cas où la boiterie persisterait malgré ce traitement un peu prolongé, consulter le vétérinaire.

Fève ou Lampas. — Aliments liquides, barbotages de son et farine d'orge. Lavage de la bouche à l'eau vinaigrée et miellée.

Fluxion de poitrine. — Grave, voir le vétérinaire. En

attendant sa venue, appliquer un large sinapisme pendant deux ou trois heures, maintenir le cheval très chaudement, infusions pour amener la transpiration (tilleul, sureau, etc.).

Gourme. — Isoler les malades et les tenir au chaud. Nourriture rafraîchissante, carottes, barbotages, etc. Fumigations de goudron. Désinfecter l'écurie.

Morve. — **Maladie assujettie à la déclaration. Contagieuse même pour l'homme. Consulter le vétérinaire.**

Pousse. — Nourriture très substantielle, avoine, paille et barbotages épais, pas de foin. Nous tenons à la dispositions de nos lecteurs des *Paquets arsenic kermétisé* (6 fr. le cent) dont la réussite est garantie.

Vices rédhibitoires : 1. L'immobilité : neuf jours de garantie.

2. L'emphysème pulmonaire : neuf jours de garantie.
3. Le cornage chronique : neuf jours de garantie.
4. Le tic proprement dit : neuf jours de garantie.
5. Les boiteries.
6. La fluxion périodique des yeux : 30 jours de garantie.

Chèvre.

La chèvre est la vache du pauvre. C'est plutôt pour

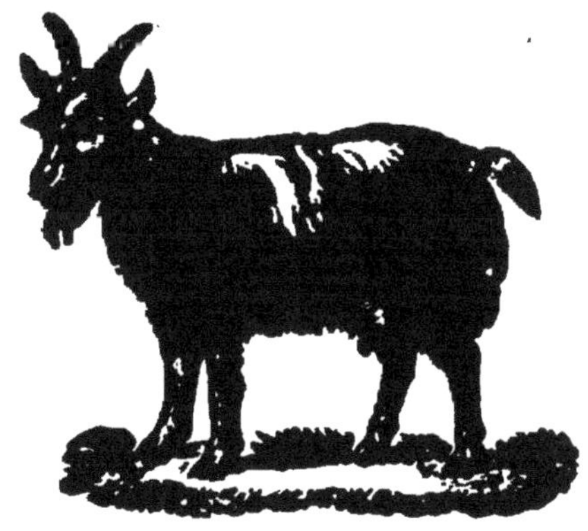

son lait que pour sa chair qu'on l'élève. Son lait sert à

la fabrication de fromages renommés. Le canton où sc élevage est le plus important est le mont Dore, pr Lyon (12.000) chèvres.

La chèvre est d'une constitution si robuste qu'on lui connaît pas de maladies graves.

Chien.

Les chiens sont sujets dans leur jeune âge à u maladie spéciale, contagieuse qui se déclare entre de mois et un an et demi. Elle est caractérisée par affaiblissement général.

Le meilleur traitement pour guérir cette maladie e

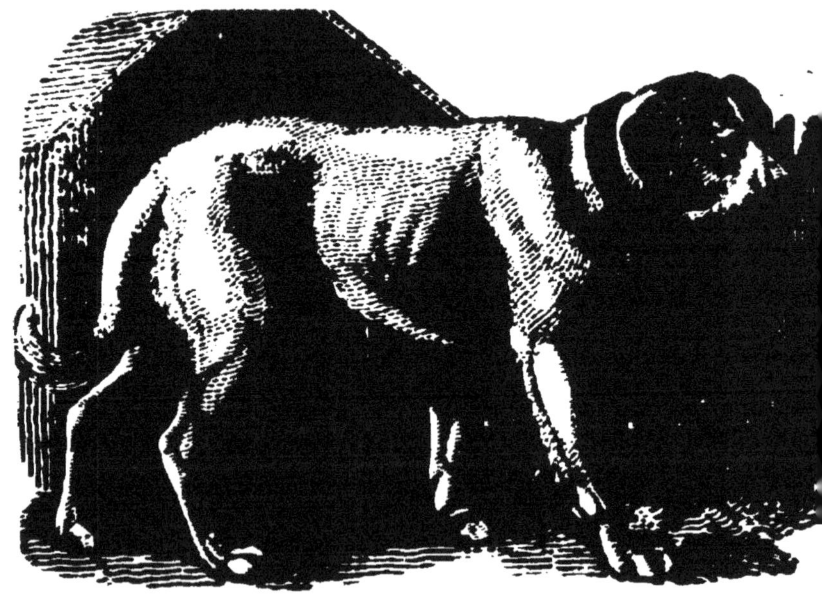

de la prévenir par une bonne nourriture, bonne hygiè viande crue ou cuite, café noir, lait, etc. Mais il v encore mieux employer la vaccine qui est le préven par excellence d'après les dernières découvertes de science. Le chien vacciné n'aura jamais la maladie. P du tube de vaccin, 3 fr. 50 avec le mode d'emploi. Si chien n'étant pas vacciné la maladie se déclare, lui fai prendre la *Poudre canicure*, prix 3 fr. la boîte.

Les autres maladies principales du chien sont :

Bronchite. — Si elle est aiguë, tenir l'animal chaudement, lait tiède et bouillon. Toutes les deux heures une potion au kermès et des applications de sinapisme.

Si elle est chronique, la potion suivante : sirop diacode 50 gr., sirop de tolu 100 gr., et sinapismes ; si elle est capillaire, la potion suivante : codéine 0 gr. 25 et alcool 10 grammes.

Catarrhe auriculaire. — Inflammation de l'intérieur de l'oreille qui porte le chien à se gratter.

Nettoyer l'oreille à l'eau tiède et au savon noir, faire trois fois par jour une injection d'eau phéniquée, mettre dans l'oreille du coton hydrophile, mettre un petit filet sur la tête pour empêcher le chien de se gratter, donner matin et soir cinq gouttes de liqueur de Fowler dans le lait ou la soupe.

Gale. — Tondre complètement l'animal et le frictionner avec notre *Pommade antipsorique*. Prix, 2 fr. 50 le pot.

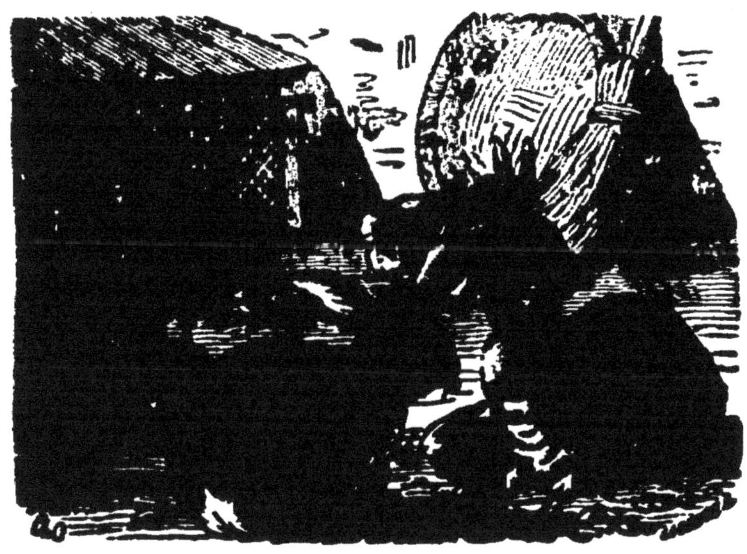

Lapin.

Le lapin est l'animal domestique le plus facile à élever. Il donne une chair qui convient à tous les tempéraments.

Les lapins sont sujets à la maladie appelée la bouteille ou gros ventre. Elle est occasionnée par l'herbe verte humide qui leur donne de la diarrhée. Il faut remplacer la nourriture, leur donner des croûtes de pain, de l'orge, de l'avoine, du thym, du serpolet et d'autres herbes bien sèches.

Mouton.

Les maladies du mouton sont les mêmes que celles du bœuf, on ne lui connait comme maladies spéciales que :

Le tournis. — Maladie occasionnée par un ver dans le cerveau. Affection très grave. Livrer l'animal à la bou-

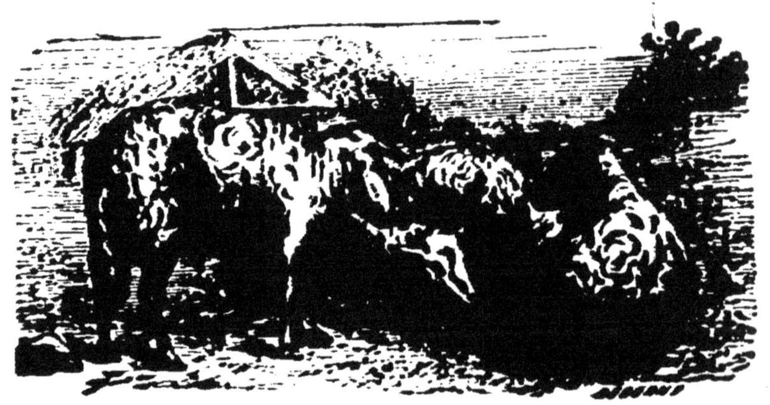

cherie. Ne pas faire manger les têtes de mouton atteints de tournis au chien, car il leur donne le ver solitaire.

Le piétin. — Affection contagieuse du pied. Isoler les animaux malades, enlever les parties décollées de la corne, cautériser la plaie avec du sulfate de cuivre en faire ensuite un pansement avec de l'étoupe imbibée de poudre, de goudron de Norwège. Répéter cette opération tous les deux jours jusqu'à guérison.

Porc.

Les principales maladies du porc sont :

Indigestion. — Très commune par suite de sa voracité. L'animal se tient couché dans un coin, le corps sous la paille ; ses oreilles sont froides et il fait des efforts souvent suivis de vomissements.

Faire prendre du thé ou de la camomille avec un peu

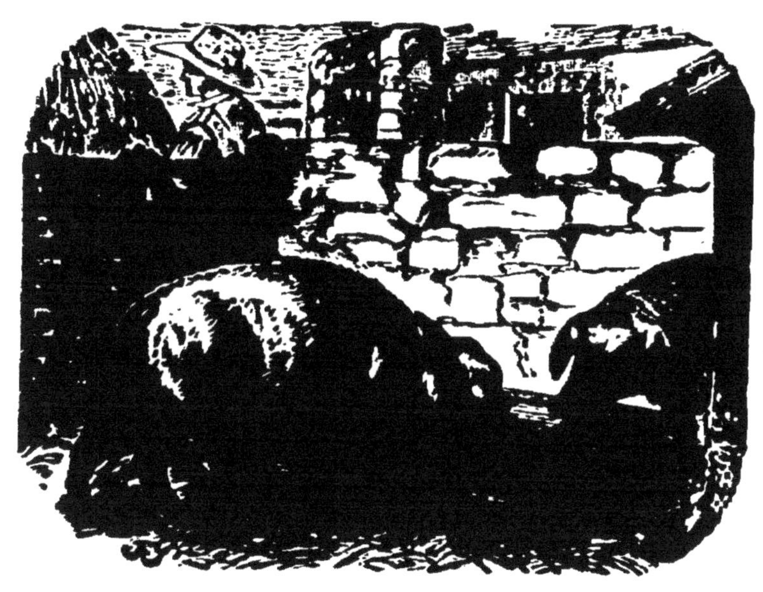

l'eau-de-vie ; lavements d'eau de son avec du sel ; le lendemain, un purgatif.

Ladrerie. — Occasionnée par des vers qui envahissent toutes les parties du corps. La maladie n'est pas guérissable mais peut être prévenue par une parfaite propreté. Rejeter de la consommation la viande du porc ladre car elle occasionne le ver solitaire chez l'homme.

Rougeole. — Tenir l'animal au chaud avec une bonne litière, donner des aliments faciles à digérer : farine d'orge, barbotages de son. Laver les croûtes à l'eau phéniquée.

Rouget. — Maladie contagieuse. Abattre l'animal de suite.

Avis. Pour les truies qui, menées au vérat, ne sont pas fécondées, nous avons une poudre excitante dont l'effet est surprenant. Prix, 2 fr. la boîte avec mode d'emploi.

Volailles.

Choléra des poules. — Une des plus meurtrières des basses-cours, s'attaque à toutes les volailles. Animaux

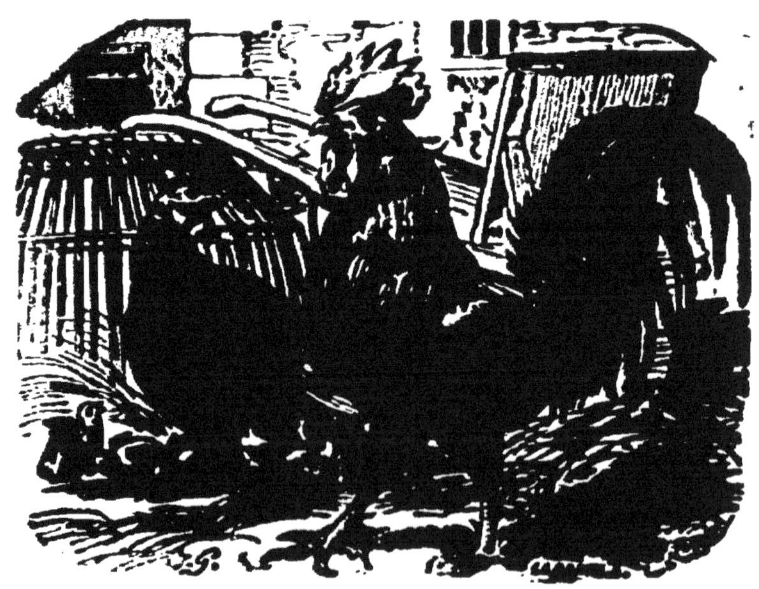

tristes, ailes tombantes, plumes hérissées, crête brunâtre ou violacée, diarrhée fétide. Séparer les bêtes saines; sacrifier les malades. Désinfecter les poulaillers, leur contenu et le fumier. Additionner l'eau des bêtes saines de quelques gouttes d'acide sulfurique.

Croupion **(inflammation du). — Tumeur au croupion**

Inciser l'abcès, le presser pour faire sortir le pus, laver ensuite la plaie à l'eau phéniquée.

Donner une nourriture rafraichissante.

Diarrhée. — Produite par une nourriture humide. Donner des pois cuits, de l'orge, du pain trempé dans du vin dans lequel on a fait infuser de la camomille.

Goutte. — Occasionnée par l'humidité. Gonflement des pattes, difficulté de marcher. Placer les animaux dans un endroit sec et chaud.

Pépie. — Occasionnée par la mauvaise qualité de l'eau ou son défaut. Maladie très connue. Enlever la pellicule qui s'est formée sur le bout de la langue avec un canif; laver la plaie avec du vinaigre, l'enduire de beurre frais et nourrir l'animal quelques jours avec du son mouillé.

Nota. Pour les poules qui ne pondent pas ou dont la coquille des œufs reste molle nous avons une poudre calcaire qui active la ponte et durcit les coquilles.

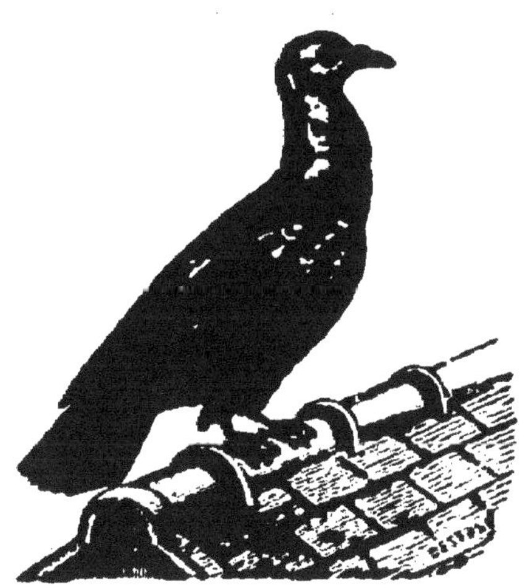

Pigeon.

Apoplexie. — Occasionnée par une nourriture échaufffante. Saigner l'animal en lui coupant un ongle à cha que patte et en les lui plongeant dans l'eau tiède.

Polype. — Excroissance charnue qui vient dans l· gosier et étouffe l'animal. Couper cette excroissance s'i est possible et brûler la racine avec de la pierre infer nale.

Vermine. — La vermine incommode beaucoup toute les volailles, les fait maigrir, il faut donc autant qu possible la détruire. Pour cela, désinfecter le poulaille avec du plâtre ou de la chaux, fumigations d'[illegible]ide sul fureux. Fleur de soufre et poudre de pyrèthre.

A NOS LECTEURS ET LECTRICES

Les personnes qui désirent recevoir les produits re commandés dans cet ouvrage n'ont qu'à nous écrire e envoyant la somme en mandat-poste et elles recevron leur commande dans les 24 heures, franco à domicile Pour nos boites de plantes ajouter 25 cent. en plus de prix marqués pour le port. **Surtout** ne pas avoir peu de nous déranger pour les demandes de renseignements les longues lettres, même mal écrites sont aussi bie accueillies, donc ne pas se gêner.

CHAPITRE VI

QUELQUES BONNES RECETTES

ET FORMULES USUELLES

Amidonnage.

On améliore l'amidon bouilli en l'additionnant d'un peu de gomme arabique.

Anisette.

Voici une bonne recette.

Alcool à 85°, 1 litre Essence d'anis vert, 4 gouttes Eau distillée, 3/4 de litre Sucre, 500 grammes	Faire fondre le sucre dans l'eau, joindre l'essence à l'alcool et mélanger le tout.

Appartements peints (pour enlever l'odeur).

Faire brûler des mèches soufrées et aérer ensuite.

Boisson fraîche.

Placer les bouteilles à rafraîchir dans un seau d'eau où vous verserez 100 grammes de sulfate de soude et 50 grammes d'acide nitrique.

Boissons pour malades.

Limonade, orangeade, grogs, ou encore : Faire bouillir pendant 1/4 d'heure trois pommes coupées en rondelles dans un litre d'eau. Passer le liquide, le laisser refroidir et le boire sans sucre.

Bouchage des fentes des poêles.

Faire un mastic en délayant une partie de sulfate de baryte et deux d'argile dans une solution de silicate de potasse et de borax.

Bouillon aux herbes.

Faire cuire 1/4 d'heure dans deux litres d'eau une laitue, quelques feuilles d'oseilles, un peu de cerfeuil, deux poireaux et deux carottes, y ajouter un peu de beurre et de sel.

Chartreuse.

Véritable formule des R. P. Chartreux.

Angélique 1 gr., coriandre 3 gr. 50, safran 0 gr. 20
Hysope 1 gr. 25, anis vert 0 gr. 25, vanille 2 gr.
Mélisse 1 gr. 25, cannelle 0 gr. 50, alcool à 80° 1 lit.
Verveine 1 gr. 25, girofle 0 gr. 20.

Laisser macérer et ajouter : sirop de sucre 850 gr. et sirop de Tolu 100 grammes.

Nous tenons à la disposition des personnes qui désireraient fabriquer cette liqueur, des paquets tout dosés de ces différentes plantes. Le paquet pour un litre, 1 fr. 25 franco par la poste.

Chaussures (soin des).

Pour assouplir le cuir durci, le frotter avec du pétrole. Pour rendre les chaussures imperméables et souples, les frotter avec un tampon en se servant de l'enduit suivant : Mélanger et faire bouillir dans un pot de terre 50 gr. suif de mouton, 40 gr. cire jaune, 10 gr. résine. Retirer du feu et ajouter peu à peu en remuant 1/2 litre huile d'œillette.

Cidre de pommes sèches.

Dans un fût de 100 litres d'eau 3 kilog. de pommes sèches ; 2 kilog. de raisins secs ; 2 kilog. de cassonade ; quelques baies de genièvre, deux verres d'alcool à 90°. Bien mêler le tout, boucher et laisser infuser quinze jours ; mettre ensuite en bouteilles. On peut boire ce cidre au bout de quinze jours.

Coco.

Dans un récipient de quinze litres, exprimer le jus de deux citrons, y ajouter 250 gr. de bois de réglisse réduit en poudre. On peut filtrer et soutirer une 1/2 heure après.

Conservation

Du beurre. Le laver et l'essuyer soigneusement, en remplir des pots de grès en le tassant soigneusement pour chasser l'air. Mettre ensuite les pots dans un récipient contenant de l'eau pour qu'ils trempent aux deux tiers. Faire bouillir l'eau, retirer les pots, les couvrir lorsqu'ils sont refroidis et les tenir dans un endroit frais. Le beurre se conserve ainsi à l'état frais pendant cinq ou six mois.

Du bouillon gras. Le faire bouillir chaque jour et le verser dans un récipient propre, puis le tenir au frais.

Des bouquets et fleurs coupées. Mettre 5 grammes de sel ammoniac par litre d'eau dans le vase, y ajouter du charbon en poudre.

Des châtaignes et des marrons. Placer dans un fût défoncé alternativement des couches de sable fin très sec et de marrons. Bien répartir le sable pour qu'il n'existe aucun vide.

Des citrons. Les tenir plongés dans l'eau.

Des vêtements de laine et des fourrures pendant l'été. Les mettre dans des caisses hermétiquement closes avec du poivre, du camphre, de la lavande ou de la naphtaline. Ou encore les envelopper soigneusement dans des journaux, l'encre d'imprimerie éloignant les mites.

Des grains contre les souris. Mettre dans chaque sac de grains, au fond et à l'orifice, quelques tiges de menthe garnies de leurs feuilles.

Du lait. Pendant les chaleurs ajouter 1 gramme d'acide borique par litre.

Des œufs. Les conserver dans une dissolution de silicate de potasse ou dans de l'eau de chaux ou dans la vaseline. Les œufs recouverts de saindoux se gâtent plus facilement.

De la viande crue. La suspendre dans un cellier n'ayant d'ouverture que vers le nord.

Cordes (*pour les rendre plus durables*).

Les faire sécher soigneusement, puis les faire tremper 48 heures dans de l'eau additionnée de sulfate de cuivre.

Débouchage d'un flacon de verre.

Mettre de l'huile entre le goulot et le bouchon de verre et placer auprès du feu. Remettre de l'huile à plusieurs reprises s'il le faut.

Destruction

Des chenilles. Brûler des mèches soufrées sous les

arbres attaqués par les chenilles et détruire celles qui tombent. Le genêt vert a la propriété de faire périr les chenilles du chou, des courtilières. Verser dans les trous plusieurs jours de suite trois ou quatre cuillerées d'eau de savon bouillante.

Des escargots, limaces. Semer en ligne continue sur le sol bien sec du sulfate de fer en poudre autour des plants à protéger. Les escargots ou limaces qui traverseront cette ligne seront empoisonnés.

Des fourmis. Mettre sur leur passage du papier enduit de miel où elles viennent se coller. Pour les éloigner entourer les arbres de marc de café ou de sciure de bois.

Des moustiques. Répandre du pétrole dans les mares et eaux stagnantes pour empêcher la reproduction des larves. Pour les éloigner d'une chambre, faire volatiliser dans la pièce du camphre sur une plaque de fer chauffée.

Des poux. Couper les cheveux très ras, et savonner ensuite la tête avec du savon noir et laver ensuite la tête avec une décoction de staphisaigre ou d'actée. Si on ne veut pas couper les cheveux nous demander notre *Lotion antiparasite* qui agit en deux applications.

Des puces. Pour faire disparaître les puces du chien et des autres animaux, préparer de l'eau contenant 1/100e d'acide phénique et 1/10e d'alcool et laver l'animal avec cette eau ; faire une litière de feuilles de tanaisie pour en éviter le retour.

Des pucerons. Asperger les plantes attaquées (rosiers, etc.) par les pucerons avec un mélange d'eau et de nicotine (jus de tabac) ou encore d'eau et de pétrole.

Des punaises. Frotter les bois de lit et les boiseries de la chambre avec une solution par moitié d'onguent mercuriel et de pétrole. Ou encore faire dissoudre 1 gr. de sublimé corrosif dans un litre d'eau et injecter avec une petite seringue le liquide dans tous les endroits où se tiennent les punaises. Ou encore étendre avec une plume de l'essence de térébenthine dans les bois de lit. Ou encore remplacer l'essence de térébenthine par du pétrole contenant de l'huile d'aspic (essence de lavande).

Des rats et souris. Etaler sur une assiette du plâtre puis une couche légère de farine et, à côté, une assiette contenant de l'eau.

Des taupes. La taupe étant friande de vers de terre, prendre plusieurs de ceux-ci, les mettre en contact avec de la noix vomique pendant quelques heures, puis les saupoudrer de farine et les mettre dans les taupinières.

Des vers de terre. Arroser la terre avec une décoction de feuilles de noyer.

Eau de goudron.

Prendre du goudron de Norwège, le faire infuser dans huit fois son poids d'eau pendant trois jours en le remuant chaque jour. Laisser reposer quatre jours, décanter le liquide et le filtrer. Conserver le liquide dans des bouteilles bien bouchées.

Eau sédative

Alcool camphré, 10 grammes.
Sel marin, 40 grammes.
Ammoniaque, 80 grammes.

Pour un litre d'eau.

Extinction du pétrole.

Ne jamais jeter d'eau sur le pétrole enflammé, mais simplement du sable ou du lait.

Faux billets (pour reconnaître les).

Frotter l'envers du billet de banque dans ses places blanches avec une pièce d'argent. Si le billet est bon on verra une trace noire ; s'il reste intact, il est faux.

Fluxion.

Pour faire disparaître une fluxion et calmer la douleur, éplucher une gousse d'ail, la pétrir entre les doigts pour en faire une boule que l'on introduit dans l'oreille du côté du mal. S'envelopper chaudement la tête.

Fruits gelés.

Pour utiliser les légumes ou fruits gelés, il faut les faire tremper au moins une heure dans de l'eau froide un peu salée.

Hoquet.

Pour le faire passer immédiatement, se faire éternuer avec une prise de tabac.

Lait.

Pour reconnaître si le lait est pur et non écrémé, y tremper verticalement une aiguille d'acier bien propre, si le lait est pur, il restera une goutte à la pointe.

Pour faire boire du lait à un malade ou à un enfant et que la digestion en soit facile, le faire prendre par petites gorgées et non d'un seul trait.

Lavage

Des bas de laine noire. Les faire tremper un peu dans de l'eau tiède, les battre à la main à plusieurs reprises.

Les laver ensuite deux fois à l'eau *tiède* en les retournant chaque fois. Rincer ensuite dans l'eau *tiède*, passer ensuite au bleu et les étendre sans les tordre.

Des bas de laine de couleur. Comme ci-dessus mais sans bleu. Ajouter un peu de vinaigre à l'eau de rinçage.

De la flanelle. Faire tremper pendant cinq ou six heures la flanelle dans de l'eau de savon contenant de l'alcali (une petite cuillerée pour trois litres d'eau). Laver ensuite, en la battant avec les mains, dans de l'eau de savon tiède, rincer à l'eau tiède et mettre sécher sans tordre.

Des lainages noirs. Faire cuire dans 10 litres d'eau environ 600 gr. de bois de Panama et y ajouter si possible des branches de saponnaire, et laisser cuire jusqu'à ce que l'eau soit très mousseuse ; passer le liquide. Laver l'étoffe dans cette eau tiède ; rincer ensuite plusieurs fois à l'eau tiède et étendre sans tordre.

Lessive.

Pour bien blanchir le linge, ajouter une forte cuillerée d'essence de térébenthine à la lessive, et pour parfumer le linge, un chapelet de racines d'iris.

Limonade.

Pour faire un sirop de limonade, prendre les écorces de trois citrons, les faire infuser cinq minutes dans un litre d'eau bouillante. Filtrer le liquide, y ajouter 750 gr. de sucre et le jus des trois citrons. Faire réduire sur le feu jusqu'à consistance sirupeuse. Laisser refroidir et mettre en bouteille. Une cuillerée à soupe de ce sirop dans un verre d'eau donne une boisson rafraichissante mieux supportée que la limonade ordinaire.

Mise à mort

Des lapins, volailles, etc. Leur faire prendre à jeun avec un entonnoir ou une cuiller de l'alcool à 50°. La mort est presque instantanée, le sang reflue vers le cœur et la chair est plus blanche. L'eau-de-vie donne un bon goût à la viande.

Nettoyage

De l'argenterie. Laver l'argenterie et la frotter ensuite avec la poudre suivante délayée dans l'eau : blanc de Paris, 20 gr., crème de tartre, 20 gr., alun, 10 grammes. Laver ensuite à l'eau de savon noir très chaude, rincer à l'eau claire, essuyer et passer à la peau.

Des bijoux. Les frotter avec une brosse douce et de l'eau de savon et les essuyer avec un linge fin. Ou encore les passer sur une peau contenant un peu de rouge à polir.

Des carafes, flacons. Introduire des coquilles d'œuf concassées, du gros sel, un peu de vinaigre et de l'eau. Agiter longtemps ce mélange. Ensuite rincer.

Des ceintures et objets de cuir. Frotter les objets avec un mélange composé de blanc d'Espagne et de benzine. Laisser sécher quelques heures, frotter ensuite avec un tampon de flanelle. Pour rendre à l'objet l'éclat du neuf, le ve nir avec un blanc d'œuf frais.

Des cristaux, glaces, etc. Laver l'objet, l'essuyer et le frotter ensuite avec un linge saupoudré d'amidon. Essuyer quelques minutes après, puis passer une brosse douce pour enlever les parcelles d'amidon des ornements.

Des éponges. Les faire tremper deux heures dans de

l'eau contenant le jus d'un citron. Laver ensuite à l'eau claire et presser les éponges.

Des fourrures. Faire chauffer du son et l'étendre très chaud sur la fourrure. La frotter ensuite vigoureusement dans le sens du poil, ensuite la secouer pour faire sortir le son.

Du marbre. Tous les acides attaquent le marbre. Pour enlever les taches frotter avec un mélange de benzine et de blanc d'Espagne. Passer ensuite un chiffon avec de l'encaustique.

Du tulle noir. Etendre le tulle à l'envers sur une planche recouverte de plusieurs épaisseurs de linge blanc. Passer sur cette surface une éponge fine imbibée de thé, ou d'eau vinaigrée, laisser le liquide imbiber le tissu et repasser avec un fer légèrement chaud.

Des vitres. Les frotter avec un oignon coupé en deux.

Nettoyage des taches

D'acide. Pour éviter si possible la corrosion des tissus, imbiber immédiatement la tache d'un mélange d'alcool et d'alcali.

De bougie, de cire. Gratter l'étoffe en dessous de la tache et les parcelles de bougie se détachent du tissu, brosser ensuite.

De café. Battre ensemble 10 grammes de glycérine et un jaune d'œuf, frotter vigoureusement avec ce mélange et rincer de suite à l'eau froide.

D'encre. Humecter la tache avec de l'acide oxalique, mouiller ensuite avec du chlorure de chaux, rincer rapidement et sécher. Ne pas employer ce moyen sur les étoffes de couleur.

De fruits. Sur le linge le laver avec de l'eau additionnée avec un peu d'acide chlorhydrique. Le jus de certains fruits détruit parfois la couleur de certaines étoffes ; pour la raviver, imbiber la tache d'un peu d'alcali.

De graisse. Ordinairement un lavage au savon noir suffit. Pour les étoffes de couleur tendre, il faut frotter la tache avec de l'éther sulfurique. Pour la soie, placer sous l'étoffe un linge blanc plié en quatre, saupoudrer la tache de talc, la recouvrir de papier buvard et repasser le tout avec un fer chaud. Sur les papiers de tenture, pétrir de la terre à foulon avec de l'eau et l'étendre sur la tache, l'y laisser au moins 24 heures.

D'huile, comme pour la graisse.

De rouille, comme pour l'encre.

De sang, imbiber d'eau froide : puis d'une solution faible de cristaux de soude, puis d'alun. Ensuite rincer.

Orangeade.

Peler quelques oranges, les couper en tranches, les faire cuire dans l'eau deux ou trois minutes, passer le mélange et le verser bouillant sur les écorces. Laisser refroidir et sucrer.

Parfumer le papier à lettres.

Imbiber quelques feuilles de buvard du parfum choisi et lorsqu'elles sont sèches les intercaler dans la boîte de papier.

Peinture pour planchers de sapin.

Faire bouillir de l'huile de lin et donner une première couche au plancher ; quand elle est sèche on en donne une deuxième, puis une troisième. Pour avoir une teinte plus foncée, ajouter à l'huile bouillante des cendres et laisser bouillir dix minutes en agitant le mélange.

Préparation de la glace.

Pour faire un mélange réfrigérant, prendre un vase de grès, y verser 100 grammes d'acide sulfurique, y ajouter 50 grammes d'eau et 300 grammes de sulfate de soude en poudre. Placer dans ce mélange le vase contenant l'eau que vous voulez congeler et remuer le tout.

Préservation des moustiques, mouches, taons, etc.

Les moustiques s'attaquent aux hommes et aux animaux.

Pour les personnes, se laver les parties du corps à l'air avec une décoction de quassia amara ou de vinaigre.

Pour les animaux, les laver chaque jour avec une décoction de feuilles de noyer ou de quassia amara, ou encore les frictionner chaque jour avec du saindoux dans lequel on aura fait bouillir des feuilles de laurier.

Utilisation des croûtes de pain.

Faire sécher les croûtes dans le four, les réduire ensuite en poudre. Cette poudre, très nourrissante et facile à digérer, sert à confectionner, avec du bouillon ou du lait, un aliment très bon pour les enfants, les convalescents, les personnes affaiblies, ainsi qu'à celles atteintes de maladies d'estomac.

Verres de lampe.

Pour empêcher les verres de lampe de casser leur faire un petit trait dans le bas avec un diamant.

Vin.

Vin falsifié. Pour reconnaître si un vin est pur : Mettre du vin dans un verre, y ajouter une pincée d'alun et agiter le mélange. Si le vin est pur, il se fera au fond du verre un dépôt brun verdâtre.

Mauvais goût. Préparer un nouveau fût le rincer avec un mélange de 1 kilogramme d'acide sulfurique pour 20 litres d'eau. Transvaser le vin dans ce tonneau et y ajouter 100 grammes d'huile d'olive. Le tonneau bien bouché sera agité dans tous les sens, puis laisser reposer.

Vieillir le vin, liqueurs, etc. Mettre les bouteilles bien bouchées dans de l'eau que l'on fait chauffer à 70 degrés. Conserver cette température pendant dix heures et laisser refroidir le tout. Retirer les bouteilles et les faire reposer quinze jours.

Vinaigre.

Préparation du. Ajouter au vin que l'on veut convertir en vinaigre un peu de levain de bière, l'agiter en le tenant à découvert à une température de 25 degrés environ ; puis au bout de quelques jours le passer sur des copeaux de hêtre.

CHAPITRE VII

NOS BONS DE CONSULTATION

NOTRE LABORATOIRE D'ANALYSES

Comme c'est dans un *but humanitaire* que nous agissons et que notre plus grand désir est avant tout d'être agréable à nos lecteurs et de soulager leurs souffrances, nous mettons à leur disposition quelques bons de consultations qui seront remis absolument gratuitement à chacun des acheteurs de notre livre.

En voici le libellé :

Bon de Consultation Gratuite

Par Correspondance

DE L'ŒUVRE HUMANITAIRE

DE LA

MÉDECINE DU PAUVRE

à toute Personne qui l'enverra au directeur de la Clinique

25, rue St-Isaure Paris (XVIIIe)

Inutile de joindre un timbre pour la réponse

Nota. **— Tous les bons de consultations gratuites sont examinés par un grand docteur de la Faculté de Médecine de Paris, qui étudie attentivement le cas de chacun, le soumet à un spécialiste s'il le juge nécessaire, et toutes analyses (crachats ou urines) sont exécutées gratuitement par un pharmacien diplômé, qui apporte dans ses recherches les soins les plus scrupuleux.**

QUESTIONNAIRE GÉNÉRAL

A lire attentivement et à retourner, après l'avoir rempli, au Directeur de la Clinique, 25, rue Sainte-Isaure, Paris.

Ne pas craindre de nous ennuyer par une longue lettre, les détails ne sont jamais superflus pour étudier à fond votre cas.

1° Votre nom, votre âge, votre profession ?
Votre adresse bien exacte avec la gare la plus proche ?
2° Votre état général, tempérament, constitution ?
3° Mangez-vous bien ? Digérez-vous bien ?
4° Dormez-vous bien ? Faites-vous des rêves ?
5° Etes-vous constipé ? Avez-vous des vertiges ? Maux de tête ?
6° Etes-vous altéré ? Fumez-vous beaucoup ?
7° Avez-vous des crampes d'estomac ? Vomissements ?
8° Avez-vous une maladie héréditaire ? De quoi sont morts vos parents ?
9° Avez-vous contracté dans votre jeunesse une maladie secrète ?
10° Urinez-vous souvent ? Beaucoup à la fois ? L'urine est-elle claire ? Dépose-t-elle ? De quelle couleur est le dépôt ?
11° Souffrez-vous des reins ? Avez-vous les jambes enflées ?
12° Toussez-vous ? Crachez-vous ? Quel genre de crachats ? Transpirez-vous la nuit ?
13° Depuis combien de temps êtes-vous malade ? Comment a débuté votre maladie ?
14° Quel traitement avez-vous déjà suivi ? Pouvez-vous nous adresser vos anciennes ordonnances ?

Pour toutes les maladies ayant rapport aux bronches, aux reins, à la vessie, nous prions les personnes qui voudront bien nous honorer de leur confiance de nous adresser un échantillon de crachat ou d'urine.

Toutes les recherches microscopiques et bactériologiques seront faites dans notre laboratoire, aussi complètes que peuvent l'exiger les découvertes de la science, par un pharmacien lauréat de microbiologie et le résultat sera renvoyé gratuitement, puisque nous faisons avant tout une œuvre de vulgarisation humanitaire.

AVIS IMPORTANT

La récolte des plantes étant une opération qui exige beaucoup de soin et une certaine connaissance spéciale, un grand nombre de nos lecteurs nous ont demandé si nous ne pourrions pas leur fournir les plantes indiquées dans notre volume.

Pour leur être agréable nous avons pris toutes nos dispositions pour leur fournir les plantes qui leur seraient nécessaires, à un prix défiant toute concurrence, vu le soin avec lequel elles ont été récoltées et séchées.

TARIF DES PLANTES

A

Absinthe	0 40
Ache des marais	0 40
Aigremoine	0 60
Aloès	0 40
Angélique	0 50
Anis vert	0 60
Anis étoilé	1 00
Argentine	0 40
Armoise	0 40
Arnica	0 60
Assa fœtida	0 60
Asperges (racines)	0 50

B

Badiane	1 00
Bardane	0 50
Benoite	0 50
Bétoine	0 50
Bleuet	0 40
Bouillon blanc	0 60
Bourrache	1 00
Bourse à Pasteur	0 50

C

Calament	0 50
Camomille	1 60
Canne de Provence	0 50
Capillaire	0 60
Centaurée	0 70
Cerises	0 60
Chêne (écorces)	0 40
Chiendent	0 30
Coca	1 20
Cochléaria	0 60
Consoude	0 60
Coquelicot	0 80

D

Douce amère	0 30

E

Erysimma	0 50
Eucalyptus	0 40

F

Fenouil	0 70
Fougère mâle	0 80
Fraisier (racines)	0 70
Frêne (feuilles)	0 40
Fumeterre	0 50

G

Gaïac	0 70
Genièvre (baies)	0 30
Gentiane	0 30
Grenadier	0 70
Guimauve	0 60

H

Houblon	0 60
Hysope	0 60

I

Iris de Florence	0 70

J

Jaborandi	1 50
Jalap (la dose purg.)	0 40

M

Maïs	0 60
Marrube blanc	0 80
Matricaire	0 60
Mauve (feuilles)	0 50
Mauve (fleurs)	1 00
Mélilot	0 70
Mélisse	0 70
Menthe	0 70
Mercuriale	0 60
Mille-feuilles	0 70
Millepertuis	0 70
Mousse de Corse	1 00
Muguet	0 70

N

Nénuphar	1 00
Noyer (feuilles)	0 30

O

Oranger (écorces)	1 00
Oranger (feuilles)	0 50
Oranger (fleurs)	1 60
Origan	0 70
Orties blanches	2 00

P

Pariétaire	0 60
Patience (racine)	0 50
Pêcher	1 20
Pensée sauvage	0 60
Pervenche	0 40

Plantain	0 50
Pulmonaire	0 40

Q

Quassia amara	0 50
Quatre fleurs	0 80

R

Reine des prés	0 60
Rhubarbe	1 20
Ronce	0 30
Roses de Provins	2 00

S

Safran (le gramme)	0 40
Salsepareille	0 70
Sapin (bourgeons)	0 60
Saponaire	0 40
Sauge	0 60
Sené	0 70
Seneçon	0 40
Semen contra	0 60
Serpolet	0 70
Stramoine	0 80
Staphisaigre	0 70
Sureau (fleurs)	0 90

T

Tanaisie	0 70
Thym	0 40
Tilleul	0 80
Tussilage	0 70

V

Valériane	0 40
Vélar	0 50
Vigne rouge	0 60
Violettes	1 00
Verveine	0 90

Nos plantes sont livrées en boites ou paquets. Les prix marqués ci-dessus sont ceux des plantes prises à la Clinique.

Par suite, pour les recevoir franco à domicile par la poste, joindre en plus 0 fr. 25 par envoi.

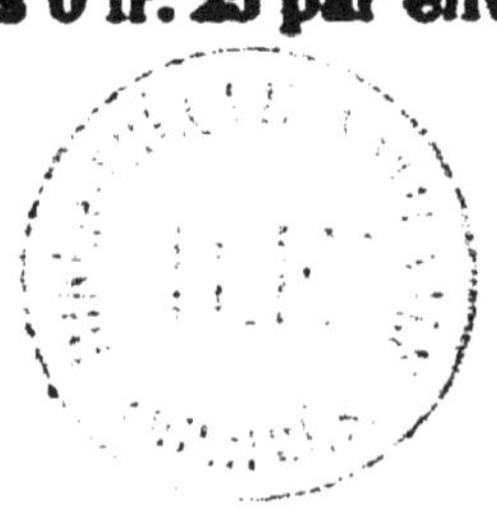

TABLE DES MATIÈRES

Imp. M.-R. Leroy, 185, rue de Vanves, Paris.

www.ingramcontent.com/pod-product-compliance
Ingram Content Group UK Ltd.
Pitfield, Milton Keynes, MK11 3LW, UK
UKHW012223240726
13966UKWH00003B/914

9 782012 925625